Cornelia Mahler

Matthias Hoben

Charlotte Berendonk

Bernd Reuschenbach

Elke Müller

(Herausgeber)

Brücken bauen 2

Beiträge der AG Pflegeforschung Rhein-Neckar

Adressen der Herausgeber:

Dr. Cornelia Mahler
Universitätsklinikum Heidelberg
Abteilung. Allgemeinmedizin und Versorgungsforschung
Voßstr. 2
D-69115 Heidelberg

Matthias Hoben
Ruprecht-Karls-Universität Heidelberg
Netzwerk AlternsfoRschung (NAR)
Bergheimer Str. 20
D-69115 Heidelberg

Charlotte Berendonk
Ruprecht-Karls-Universität Heidelberg
Netzwerk AlternsfoRschung (NAR)
Bergheimer Str. 20
D-69115 Heidelberg

Prof. Dr. Bernd Reuschenbach
Katholische Stiftungsfachhochschule München
Preysingstr. 83
D-81667 München

Dr. Elke Müller
Am Mantelbach 6
D-69221 Dossenheim

1. Auflage 2011
© 2011 by Cornelia Mahler, Matthias Hoben, Charlotte Berendonk, Bernd Reuschenbach, Elke Müller
Herstellung und Verlag:
Books on Demand GmbH, Norderstedt
ISBN: 978-3-8448-0562-8

Vorwort

Zwei Jahre nach der Veröffentlichung des ersten Buchprojektes der „Arbeitsgruppe Pflegeforschung Rhein-Neckar", angesiedelt im DBfK Regionalverband Südwest, liegt nun der zweite Band von „Brücken bauen – Beiträge der AG Pflegeforschung Rhein-Neckar" vor. Dieser ist mit 119 Seiten nicht ganz so umfangreich wie der erste Band, verspricht aber mit vielen neuen Beiträgen ebenso spannend zu sein.

Das Konzept der Arbeitsgruppe, in einem geschützten Rahmen pflegebezogene (Forschungs-)Projekte vorzustellen, zu diskutieren und diese anschließend zu publizieren, verstehen wir als eine sinnvolle Möglichkeit Forschungsaktivitäten der Region öffentlich zu machen, Pflegende in ihren Präsentations- und Publikationskompetenzen zu fördern und den Austausch zwischen Theorie und Praxis zu intensivieren. In diesem Band sind es vorwiegend Absolventinnen und Absolventen verschiedener pflegewissenschaftlicher Studiengänge, die ihre Abschlussarbeiten in der Arbeitsgruppe vorgestellt und diskutiert haben. Den Herausgeberinnen und Herausgebern möchten wir danken, dass sie es gemeinsam mit den Autorinnen und Autoren geschafft haben, ausführliche Abschlussarbeiten so zu kondensieren, dass sie für einen größeren Kreis von Leserinnen und Lesern zugänglich gemacht wurden. Wir sind uns sicher, dass die Diskussionen in den Arbeitsgruppensitzungen dazu einen wichtigen Beitrag geleistet haben.

Mit diesem Sammelband veröffentlicht der DBfK erstmals ein Buch als „Book-on-demand" – ein innovatives Veröffentlichungskonzept, das dem Trend der Zeit entspricht. Wir wünschen auch diesem Sammelband, dass er reichlich und kritisch gelesen wird und freuen uns, wenn dadurch ähnliche Initiativen in anderen Regionen angeregt und gestartet werden. Zum Selbstverständnis des DBfK gehört es, solche Initiativen weiter zu unterstützen.

Stuttgart im September 2011

Uwe Seibel   Andrea Kiefer

Geschäftsführer des DBfK Südwest   1. Vorsitzende des DBfK Südwest

Inhaltsverzeichnis

Einleitung

Vor zwei Jahren konnte die AG Pflegeforschung Rhein-Neckar ihren ersten Band „Brücken bauen" mit Beiträgen veröffentlichen, die als Vorträge im Rahmen ihrer Treffen gehalten worden waren. Angespornt durch diese respektable Sammlung, hat sich die Gruppe der Herausgeberinnen und Herausgeber das Ziel gesetzt, der interessierten Fachöffentlichkeit einen zweiten Band vorzulegen. Auch dieser Band verbindet sich mit der Hoffnung, einen großen Kreis von Leserinnen und Lesern zu finden.

An Vertrautes anknüpfend, hat die Gruppe der Herausgeberinnen und Herausger die gleichen Themenblöcke gewählt wie im ersten Band, um die Beiträge entsprechend zu bündeln – es geht also wieder um die Schwerpunkte *„Pflege – theoretisch betrachtet"*, *„Pflege – die verändert und verändert wird"* und *„Pflege – wie sie ist"*. Zu den Beiträgen im Einzelnen:

Pflege – theoretisch betrachtet

In seinem ersten Beitrag zu diesem Band betrachtet *Matthias Hoben* die Situation pflegebedürftiger Menschen in ihrem Bestreben, nicht „aus dem Rahmen zu fallen". Er spricht hier das Phänomen an, dass von Abhängigkeit betroffene Menschen dazu neigen, ihre Wünsche und Bedürfnisse zurückzustellen und sich als zufrieden darzustellen, um die Beziehung zu den Pflegenden nicht zu gefährden. Der Aufsatz leistet einen theoretischen Beitrag, indem Kategorien zur Beschreibung dieses Phänomens entworfen werden. Gleichzeitig ist aber auch die Ebene der Pflegepraxis angesprochen, indem Eckpunkte für die Gestaltung pflegerischer Beziehungen aufgerollt werden. *Michael Huber* wendet sich in seinem Aufsatz einem bildungstheoretischen Thema zu, indem er Modelle selbst gesteuerten Lernens in ihrer Bedeutung für die pflegeberufliche Bildung betrachtet und ihre Chancen und Grenzen benennt. *Rebekka Stahl* greift in ihrem Beitrag zwei Konzepte auf – das Casemanagement und das Bettenmanagement – und betrachtet diese für das Akutkrankenhaus mit der Frage, ob diese dort Relevanz besitzen und sich dann gegebenenfalls gegenseitig bereichern oder ergänzen können.

Pflege – die verändert und verändert wird

Matthias Zündel stellte in seiner qualitativen Studie Ideen von Interaktion und Bewegung zueinander in Beziehung. Die Ergebnisse referiert er in seinem Beitrag und gibt Hinweise darauf, dass aufeinander abgestimmte Bewegung und Interaktion gerade bei Patientinnen und Patienten mit beeinträchtigter Kommunikation eine wichtige Strategie der fördernden Pflege darstellt. *Anja König* hat Pflegende zu ihren individuellen Kompensationsmöglichkeiten in der Versorgung Verstorbener in einer Großklinik befragt und fand heraus, dass es ihnen trotz oft schwieriger Rahmenbedingungen gelingt, mit den hoch anspruchsvollen Situationen zurecht zu kommen. Der Beitrag von *Burkhard Lebert* befasst sich mit der Frage, welche Bedürfnisse Patientinnen und Patienten mit Pankreas- und Magenkarzinom während unterschiedlicher Chemotherapiezyklen haben. Er fand heraus, dass sehr vielfältige Themen und Motive bedeutsam sind. Pflegefachkräfte werden allerdings kaum als Personen wahrgenommen, die diese Beratungsbedürfnisse erfüllen können. Schreib- und

Leseverpflichtungen haben mit der Dokumentation pflegerischer Leistungen in den letzten Jahren erheblich zugenommen. Daher ist *Gabriele Ensink* der Frage nachgegangen, inwiefern Auszubildende in der Altenpflege, die eine Lese-Schreib-Schwäche haben, unter dieser Beeinträchtigung im Pflegealltag leiden. Sie beleuchtet zudem die Möglichkeiten der Lehrenden, die Betroffenen zu unterstützen. Da sie diese Schwächen bei ihren Schülerinnen und Schülern oft schon sehr frühzeitig identifizieren, spielen sie hier eine bedeutende Rolle.

Pflege – wie sie ist

Elke Müller stellt in ihrem Aufsatz einen in Großbritannien entwickelten Leitfaden zur interdisziplinären Sterbebegleitung vor, dessen vorrangiges Ziel es ist, belastende Sterbesituationen bzw. die damit einhergehenden Symptome für die Sterbender zu lindern. Sein Ausgangspunkt sind die Wünsche und Bedürfnisse der sterbenden Menschen und ihrer Angehörigen. *Matthias Hoben*, der den Reigen der Aufsätze eröffnet hat, schließt ihn auch wieder, und zwar mit dem Protokoll zu einem Fachgespräch, das von der AG Pflegeforschung mit verschiedenen Referenten und Referentinnen initiiert worden war. Im Vordergrund dieses Austausches standen Auswirkungen eines reformierten Pflegebedürftigkeitsbegriffes auf verschiedene Pflegesettings, die sehr lebhaft diskutiert worden waren.

Ausblick

Auch diese Aufsatzsammlung gibt Grundideen einer wissenschaftlichen Betrachtung von Fragen in der Pflege wider, die außerhalb gesicherter Strukturen einer institutionalisierten Pflegewissenschaft entstanden sind. Das heißt, gerade weil Pflegewissenschaft in der Metropolregion Rhein-Neckar ein Dasein eher im Schatten renommierter und etablierter Systeme führt, ist es umso erstaunlicher, dass sich abermals Beiträge mit deren Blickwinkel unter dem zentralen Gedanken des Brückenbauens haben bündeln lassen. Unverkennbar ist dabei, dass sie in ihrer teilweisen Anbindung an andere wissenschaftliche Strukturen von diesen durchaus profitieren und damit zu einer unschätzbaren Erweiterung der pflegerischen und pflegewissenschaftlichen Perspektive beitragen.

Auch dieser Band ist mit Unterstützung des DBfK Regionalverbandes Südwest entstanden, dem an dieser Stelle abermals unser herzlicher Dank gebührt.

Heidelberg im September 2011

Cornelia Mahler, Matthias Hoben, Charlotte Berendonk, Bernd Reuschenbach & Elke Müller

Teil 1: Pflege – theoretisch betrachtet

Angewiesenheit und Selbstdarstellung: Über die Bemühungen pflegebedürftiger Menschen, nicht aus dem Rahmen zu fallen – Vorschlag für einen theoretischen Bezugsrahmen für Forschung und Praxis[1]

Matthias Hoben

Gliederung

Zusammenfassung

Pflegebedürftige Menschen gelten als Expertinnen und Experten ihrer jeweiligen Situation und ihres Erlebens. Sie sollen die Gestaltung ihrer Pflege und Betreuung selbstbestimmt mitbeeinflussen und Pflegenden mitteilen, wenn deren Handlungen nicht ihren Präferenzen entsprechen. Zugleich deutet einiges darauf hin, dass pflegebedürftige Menschen Bedürfnisse, Wünsche und Kritik oft nicht äußern und sich stattdessen als „zufrieden" darstellen. Der vorliegende Artikel setzt sich mit diesem Phänomen auseinander und entwickelt in Auseinandersetzung mit den Arbeiten Erving Goffmans, verschiedener Vertreterinnen der Care-Ethik und empirischen Studien der deutschen Pflegewissenschaft einen theoretischen Bezugsrahmen. Dieser soll sowohl als Grundlage für künftige empirische Untersuchungen als auch für die Gestaltung der Pflegebeziehung in der Praxis dienen.

1   Einleitung

Ein zentrales Prinzip in Pflegebeziehungen ist die Wahrung der Selbstbestimmung der pflegebedürftigen Person (BMFSFJ & BMG, 2009; Bobbert, 2002; Gillen, 2006; Großklaus-Seidel, 2002; Lob-Hüdepohl,

---

[1] Der vorliegende Artikel ist die Zusammenfassung einer Diplomarbeit, die im Sommersemester 2007 an der Hochschule für Sozialwesen Esslingen/Neckar im Studiengang Pflege/Pflegemanagement erstellt wurde.

3

2009). Wie Bobbert (2002) zeigt, bedeutet dies für Menschen, die gepflegt werden, unter anderem das Recht, Pflegehandlungen einzufordern, ihre Gestaltung mitzubestimmen, ihnen zuzustimmen oder sie abzulehnen sowie Beschwerde einzulegen, wenn den eigenen Bedürfnissen nicht entsprochen wurde. Diese Rechte sind im Sozialleistungsrecht festgeschrieben, ihre Einhaltung wird von Kontrollbehörden überprüft und Verstöße werden sanktioniert (Großkopf & Klein, 2010; Igl & Klie, 2007; Klie, 2009; Zenz, 2007). Was jedoch, wenn pflegebedürftige Menschen Bedürfnisse, Präferenzen, (Veränderungs-)Wünsche oder Unzufriedenheit unter Umständen gar nicht äußerten? Was, wenn sie ggf. trotz Unzufriedenheit Zufriedenheit signalisierten? Wie könnte dem tatsächlichen Willen der pflegebedürftigen Person entsprochen werden, wenn dieser nicht bekannt wäre?

In der Tat existieren hierfür zahlreiche Indizien. Forderungen und Kritik werden von pflegebedürftigen Menschen häufig verschwiegen bzw. erst nach intensiver Nachfrage vorgebracht, und geäußerte Kritik bezieht sich kaum auf Pflegende und deren Handeln, sondern primär auf die Rahmenbedingungen der Leistung, wie z. B. die Qualität des Essens oder die Sauberkeit der Wäsche (Gebert & Kneubühler, 2003; Kirchner, 2002; SVR Gesundheit, 2005; Tinnefeldt, 2005). Bedenkt man, dass sich auch Menschen, die volle Konsumentensouveränität besitzen, mehrheitlich nicht beschweren (Stauss & Seidel, 2007sprechen von 60-80%, je nach Branche und zu Grunde liegender Studie), liegt die Vermutung nahe, dass die Schwelle für pflegebedürftige Menschen noch ungleich höher liegt. Vielfach fehlen ihnen Informationen über mögliche Optionen und deren Konsequenzen, ein Anbieterwechsel ist ihnen nicht ohne weiteres möglich, aufgrund der körperlichen oder psychischen Verfassung stehen ihnen zahlreiche Kommunikationswege nicht zur Verfügung und sie sind auf die Hilfe der Pflegenden existenziell angewiesen (Darmann, 2000; Gebert & Kneubühler, 2003; Kirchner, 2002; SVR Gesundheit, 2005; Tinnefeldt, 2005).

Doch nicht allein (und vermutlich nicht einmal in erster Linie) die Angst vor negativen Konsequenzen für die eigene Person, wie Reduktion von Zuwendung oder freiwilligen Extraleistungen, schlechtere Behandlung oder gar verbale oder physische Gewalt (Elsbernd & Glane, 1996; Rabe, 2003; Rippstein, 2009; Ryvicker, 2009) oder die Erfahrung, ohnehin nichts erreichen zu können (Darmann, 2000; Persson & Wästerfors, 2009), sind Gründe für die Zurückhaltung. Angesichts der knappen Zeitressourcen der Pflegenden werden eigene Bedürfnisse auch zurückgestellt, um Pflegende nicht noch stärker zu belasten oder um andere Pflegebedürftige, die man als bedürftiger als sich selbst einschätzt, nicht zu vieler Ressourcen zu berauben (Bauer, 1996; Darmann, 2000; Zegelin, 2005). Bescheidenheit, Duldsamkeit, Rücksichtnahme, Dankbarkeit und Zufriedenheit sind wichtige Tugenden, die dazu dienen sollen, die Beziehung zu den Pflegenden und den anderen Pflegebedürftigen intakt zu halten (Anderberg & Berglund, 2010; Kleinschmidt, 2004; Zegelin, 2005). Bisweilen nehmen die Betroffenen dafür sogar Schädigungen in Kauf, etwa wenn sie trotz Schmerzen keine Schmerzmedikamente fordern (Jones et al., 2005) oder wenn sie auf Mobilisation verzichten und dadurch dauerhaft bettlägerig werden (Zegelin, 2005).

Wenn pflegebedürftige Menschen einerseits als Expertinnen und Experten für ihre jeweilige Situation, ihr jeweiliges Erleben, den Pflegeprozess maßgeblich mitgestalten sollen, indem sie äußern, was sie wünschen, was sie fühlen und womit sie unzufrieden sind, sie auf der anderen Seite jedoch vielfältige Gründe wahrnehmen, genau dies nicht zu tun, so entsteht ein Dilemma. Nur die pflegebedürftigen Menschen selbst können Pflegenden die entscheidenden Auskünfte mitteilen. Verbergen sie jedoch relevante Bedürfnisse, Gedanken und Gefühle und stellen sich stattdessen als „zufrieden" dar, fehlen den Pflegenden Informationen, die für eine professionelle und qualitativ hochwertige Pflege unabdingbar sind. Bedeutsame Fragen sind demnach, woran sich möglicherweise erkennen lässt, ob pflegebedürftige Menschen Forderungen, Bedürfnisse und Kritik zurückstellen und sich lediglich als bescheiden, rücksichtsvoll und zufrieden inszenieren und auf welche Weise bzw. in welchen Situationen das geschieht? Die Literaturrecherche[2] ergab indes, dass diese Thematik in der deutschsprachigen[3] pflegewissenschaftlichen Literatur noch keine systematische Beachtung gefunden hat. Wohl existieren zahlreiche Studien, die Hinweise auf die beschriebene Problematik enthalten. Eine umfassende theoretische Betrachtung des beschriebenen Phänomens und dessen Bedeutung für die Pflege in Deutschland stehen jedoch ebenso aus, wie entsprechende empirische Untersuchungen. Die vorliegende Arbeit möchte einen Vorschlag für eine theoretische Annäherung an das beschriebene Phänomen machen, die sowohl als Grundlage für künftige empirische Untersuchungen als auch für die Gestaltung der Pflegebeziehung in der Praxis dienen kann.

2 Grundlagen des theoretischen Bezugsrahmens: Selbstdarstellung in sozialen Interaktionen nach Erving Goffman und Angewiesenheit im Licht der Care-Ethik

„Wir alle spielen Theater" (Goffman, 1968, 2010). Diese Feststellung betitelt die deutsche Übersetzung von Erving Goffmans Arbeit „The Presentation of Self in Everyday Life" (Goffman, 1959). Sie trägt dem Umstand Rechnung, dass wir alle uns im zwischenmenschlichen Umgang miteinander stets auf eine bestimmte Art und Weise inszenieren und darstellen. Je nachdem, in was für einer Situation wir uns gerade befinden und wer uns gegenüber steht, werden wir uns bemühen, bestimmte Gedanken und Gefühle vor anderen zu verbergen und andere wiederum sehr bewusst zu zeigen; gegebenenfalls auch dann, wenn sie gar nicht dem entsprechen, was wir tatsächlich denken und empfinden. In seinen Arbeiten hat Goffman sich immer wieder damit beschäftigt, auf welche Weise Menschen „Informationskontrolle", „Informationspolitik", „Eindrucksmanipulation", „Ausdruckskontrolle", „Ausdrucksdeutung", „Selbstverhüllung" bzw.

„-enthüllung" sowie „Selbst- und Fremdkontrolle" betreiben (Willems, 1997). Besonders der Begriff der „Täuschung", den Goffman in seiner „Rahmen-Analyse" (Goffman, 1974, 2008b) nutzte und ausführte, spielt hierbei eine bedeutende Rolle. Die Überlegungen Goffmans, die sich durch große Gegenstandsnähe,

---

[2] Deutschsprachige Bibliotheksdatenbanken über den Karlsruher Virtuellen Katalog (KVK), Datenbank CareLit sowie Handsuche in deutschsprachigen Pflegezeitschriften (Pflege, PrInternet bzw. Pflegewissenschaft, Pflegezeitschrift, Pflege & Gesellschaft)

[3] Im Rahmen der Diplomarbeit war es nicht möglich, eine eingehende Analyse der englischsprachigen Literatur zu leisten. Ziel war, die thematisch relevante Literatur des deutschen Sprachraumes darzustellen, wobei vereinzelt auch auf englischsprachige Arbeiten zurückgegriffen wurde.

Genauigkeit, Detailliertheit und Verständlichkeit sowie einen hohen empirischen Gehalt auszeichnen (Willems, 1997), stellen damit eine sehr umfassende und fruchtbare Basis für das hier angestrebte Unterfangen dar. Das zentrale Anliegen Goffmans war es, die Ordnung der sozialen Interaktion als ein für die Soziologie relevantes Gebiet – als einen soziologischen „Gegenstand in eigenem Recht" (Goffman, 1982, S. 55) – zu etablieren. Der Kern der Interaktionsordnung sind soziale Situationen. In diesen findet Interaktion statt und je nach Situation ändern sich die zugrunde liegenden Regeln (Goffman, 1982; Knoblauch, 1994). Im Rahmen der Diplomarbeit erfolgte eine intensive Auseinandersetzung mit diesen Regeln und deren Bedeutung für pflegerische Interaktionen. Die Ergebnisse werden zusammenfassend dargestellt.

Ein weiterer wichtiger Aspekt bei der Betrachtung von Pflegebeziehungen ist die existenzielle Abhängigkeit der pflegebedürftigen Menschen von der Hilfe der Pflegenden. Um die Thematik der Angewiesenheit zu fassen, erfolgte eine Auseinandersetzung mit Arbeiten, die sich mit den ethischen Dimensionen von „*Care*" beziehungsweise „Fürsorge" befassen. Gemeinsam ist all diesen Arbeiten die Anerkennung der Tatsache, dass alle Menschen, ob pflegebedürftig oder nicht, grundlegend auf andere Menschen angewiesen – von diesen abhängig sind.

„Fürsorge (...) bezieht sich in erster Linie und im strengen Sinn auf die anthropologische Tatsache der Abhängigkeit von Menschen in bestimmten Phasen und Stadien ihres Lebens. Diese Abhängigkeit kann vorübergehend oder dauerhaft sein. In der frühen Kindheit und im Alter wird es am deutlichsten, wie sehr Menschen auf den Schutz, die Hilfe und den Unterhalt anderer angewiesen sind. Dennoch leiden alle Menschen auch in der Zeit zwischen Anfang und Ende des Lebens mehr oder weniger intensiv, für längere oder kürzere Zeit unter Verletzungen, Krankheiten oder anderen Beeinträchtigungen. Manche Menschen sind Zeit ihres Lebens aufgrund von Behinderung auf andere angewiesen. Die Tatsache des Wachsens und Vergehens von menschlichem Leben und die damit korrelierende Tatsache der Abhängigkeit bildet die unhintergehbare anthropologische Basis von Ansprüchen an andere, die Verpflichtungen eigener Art generieren. Abgesehen davon brauchen alle Menschen auch in sog. normalen Lebensphasen die fürsorgliche Beziehung zu anderen Menschen, auch wenn diese Form der Verbindung nicht ethisch einklagbar ist." (Schnabl, 2005)

Mit der Anerkennung dieser grundlegenden Angewiesenheit geht eine Kritik an anthropologischen Grundannahmen einher, wie sie einigen sehr weit verbreiteten gerechtigkeitsethischen Konzepten zugrunde liegen[4] (Conradi, 2001; Schnabl, 2005). Diese Kritik ist das bedeutsame Moment für diese Arbeit, denn gerade die Tatsache, dass Menschen eben nicht völlig autonom und unabhängig voneinander sind, ist ein wichtiger Grund dafür, dass in zwischenmenschlichen Begegnungen Rücksichtnahme und Takt geübt werden. Der Extremfall der Angewiesenheit auf Pflege – so die These, die hier begründet werden soll – beeinflusst daher die Selbstdarstellung in sozialen Interaktionen in vielfacher Weise.

---

[4] Schnabl (2005) zählt hier z. B. mit Bezug auf die „*Theory of Justice*" von John Rawls (1971, 2003) Gleichheit und Autonomie, Desinteressiertheit der Parteien aneinander, Verfolgung des rationalen Eigeninteresses der Parteien, Verfolgung des rationalen Eigeninteresses der Personen und wechselseitiger Vorteil auf.

3 Darlegung des theoretischen Bezugsrahmens

3.1 Selbstdarstellung in sozialen Interaktionen nach Erving Goffman

Die grundlegende Analyseeinheit war für Goffman nicht das Individuum, sondern stets die soziale Situation, die Interaktion mindestens zweier Individuen innerhalb eines sozialen Kontexts (Goffman, 2008a; Knoblauch, 1994; Willems, 1997). Soziale Interaktionen beginnen (und zwar unausweichlich), so Goffman (1982), sobald sich zwei Individuen gegenseitig wahrnehmen (vom flüchtigen Blick im Vorübereilen über mehr oder minder verhohlene Aufmerksamkeit bis hin zu Gesprächen und innigen Umarmungen), und sie enden erst, „wenn die vorletzte Person gegangen ist" (Goffman, 2008a, S. 159). Soziale Interaktionen unterliegen einer Ordnung, einem allgemein anerkannten und akzeptierten System gesellschaftlicher Konventionen, „ähnlich etwa den Grundregeln eines Spiels, den Verkehrsregeln oder den syntaktischen Regeln einer Sprache" (Goffman, 1982, S. 63-64). Die Anwendung dieser Regeln in sozialen Interaktionen bewegt sich in einem Spannungsfeld zwischen zwei Polen: ritualisierte, verinnerlichte Gesten vs. strategisch eingesetzte Manipulationselemente (Knoblauch, 1994; Willems, 1997). Auf der einen Seite sind Interaktionen geprägt durch standardisierte Muster, die – erlernt im Verlauf der Sozialisation – so verinnerlicht sind, dass sie von den Interagierenden ohne großes Nachdenken und mit einiger Selbstverständlichkeit angewendet werden. Goffman (2008a) sprach hier von „Interaktionsritualen" und beschrieb verschiedene Ausprägungen, wie etwa Vermeidungsstrategien (z. B. Diskretion und Takt), korrigierende Handlungen (z. B. die Entschuldigung), Bezeugung von Ehrerbietung oder gutes Benehmen und Höflichkeit. Auf der anderen Ebene können solche Muster jedoch auch sehr reflektiert und gezielt eingesetzt werden. Die Akteure werden hier charakterisiert als strategisch Spielende (Goffman, 1981) bzw. sich Inszenierende (Goffman, 2010). Durch das Beobachten und Deuten verschiedener Zeichen, wie Auftreten, Gestik, Mimik, Erscheinung, Verhalten oder Worte, versuchen Menschen, sich gegenseitig einzuordnen. Im Gegenzug versuchen die Beobachteten, den Beobachtenden entweder bei dieser Charakterisierung behilflich zu sein, oder sie ihnen zu erschweren. Möglicherweise führen sie sie sogar gezielt in die Irre. Ein wichtiger Grund für die Bemühungen, das Ergebnis der Charakterisierung durch die Mitmenschen zu beeinflussen, ist die eigene Verletzlichkeit, bedingt durch die unmittelbare Präsenz in sozialen Interaktionen (Goffman, 1981, 1982). Eine jede Person besitzt Eigenschaften, Informationen oder Kenntnisse, die sie gerne vor anderen verbergen möchte. Kämen diese Informationen (Stigmata, Goffman, 2008c) ans Licht, drohte der eigenen Person oder auch anderen Diskreditierung. Dies zu vermeiden, kann somit ein essenzielles Motiv dafür sein, die zur Verfügung stehenden Ausdruckselemente bewusst zu gestalten und einzusetzen (Goffman, 1981, 1982, 2008c).

Abb. 1 veranschaulicht Goffmans Sicht dessen, was in zwischenmenschlichen Begegnungen stattfindet. Der Rahmen der Abbildung stellt die Begrenzung der sozialen Situation dar. Innerhalb dieser Situation stehen sich zwei Individuen gegenüber. Jedes dieser Individuen besitzt eine dem Gegenüber unzugängliche Innenseite (Goffman, 2008c bezeichnet diese als "Ich-Identität"), die durch Denken, Fühlen und Erleben gekennzeichnet ist, sowie eine Außenseite (persönliche Fassade oder virtuale soziale bzw. persönliche Identität, Goffman, 2008c; Goffman, 2010). Die Außenseite kann durch das Gegenüber wahrgenommen werden. Sie trägt zahlreiche soziale Informationen über das Individuum, die sich durch dessen Erscheinung und durch dessen verbales und nonverbales Verhalten ausdrücken (Goffman, 2010). Sobald sich Menschen gegenseitig wahrnehmen, charakterisieren sie das Gegenüber anhand verschiedener gesellschaftlich etablierter Kategorien und sie schätzen es ein (Goffman, 2008c). Diese Einschätzungen sind stark geprägt durch den Kontext der Situation (Goffman, 1982, 2008c; 2010, sprach von Umwelt, Umgebung, Bühne oder szenischer Fassade).

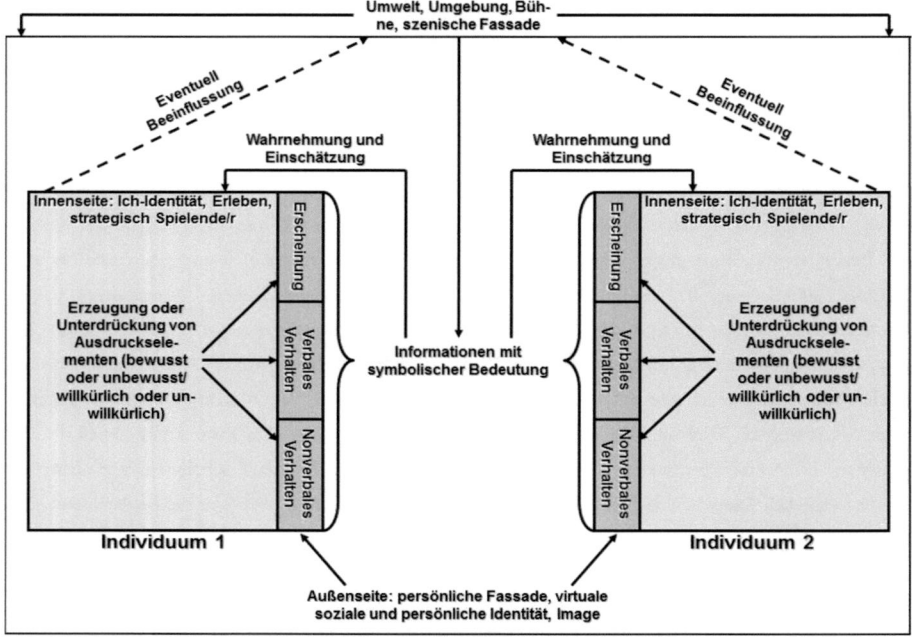

Abb. 1: Selbstdarstellung in sozialen Interaktionen nach Goffman (eigener Entwurf)

Fragen wie: „Wie werde ich vom Gegenüber eingeschätzt?", „Wie schätzt das Gegenüber sich selbst ein?", „Wie schätzt das Gegenüber die Situation ein?", „Wie muss ich das Gegenüber einordnen?", „Wird vom Gegenüber Gefahr ausgehen?" etc. werden von den Individuen anhand dieser Variablen beantwortet. Die Einhaltung der rituellen Ordnung, die auf Ehrerbietung und Benehmen beruht, oder der Verstoß dagegen, sind wichtige Kriterien für die Einschätzung und die daraus resultierenden Reaktionen. Nur wer diese Regeln einhält, wahrt das eigene Gesicht (Image) und das der anderen, und dies wiederum ist Bedingung dafür, als vollwertiges Mitglied der Interaktion akzeptiert zu werden (Goffman, 2008a). Die Unzugänglichkeit der Innenseite und die Fähigkeit, informationstragende Ausdruckselemente zu erzeugen oder zu unterdrücken, machen es möglich, diese Einschätzung – und damit das Verhalten des Gegenübers – gezielt zu beeinflussen (Goffman, 1981, 2010). Auch ist es möglich, die Umgebungsinformationen zu gestalten (etwa das Aufräumen der Wohnung, bevor Besuch kommt) (Goffman, 2010). Ein grundlegender Bestandteil der rituellen

Ordnung ist – bei aller Unsicherheit – die Akzeptanz der Darstellung des Gegenübers, da das Funktionieren sozialer Interaktion nur so gewährleistet ist (Goffman, 2008a). Es handelt sich hier um einen temporären „Arbeitskonsensus" (Goffman, 2008a, S. 17), der der Aufrechterhaltung und Stabilisierung der Interaktionsordnung dient.

Um das Gelingen einer Selbstdarstellung zu gewährleisten ist es notwendig, diese an Orten, in die das Publikum keinen Einblick hat (die "Hinterbühne", Goffman, 2010, meist ein privater Rückzugsraum), gut vorzubereiten. Dort kann die persönliche oder die szenische Fassade erstellt, ergänzt oder repariert, und dort können bestimmte Verhaltensweisen geprobt werden. Zudem ist es dort möglich, Kooperationen mit anderen Beteiligten zu vereinbaren. Auch dient die Hinterbühne zur Erholung (Goffman, 2010).

Ein wichtiges Element der Selbstdarstellung sind verschiedene Formen der Täuschung (vgl. zum Folgenden Goffman, 2008b). Diese können in guter Absicht ausgeführt werden, etwa, wenn man jemanden scherzhaft hereinlegt, oder sie können den Interessen des Gegenübers zuwider laufen. Auch gibt es Täuschungen, die darauf beruhen, dass man es selbst nicht besser weiß (Irrtümer und sonstige Selbsttäuschungen). Die Einschätzung der Situation und der an der Interaktion beteiligten Personen – also die Antwort auf die Frage, was hier eigentlich vorgeht – erfolgt anhand bestimmter Rahmen (Interpretationsschemata). Selbstdarstellung ist also auch immer ein Bemühen, im Rahmen zu bleiben und diesen Rahmen mitzugestalten (Modulation). Wird mittels Selbstdarstellung ein Rahmen erzeugt, der nur für andere existiert, liegt eine Täuschung vor. Da diese Möglichkeit nie völlig ausgeschlossen werden kann, schwingen auch die Gefühle des Verdachts und des Zweifels in Interaktionen – manchmal mehr und manchmal weniger aber doch stets – mit. Dies wird vor allem dann deutlich, wenn ein bestimmtes Ausdruckselement von anderen eine Deutung erhält, die man ihm selbst nicht zuschreibt. So kann es geschehen, dass eine unbewusste Handlung von den anderen Personen als bewusster Fehltritt gedeutet und sanktioniert wird. Zudem können Ausdruckselemente auch unwillkürlich auftreten, etwa wenn jemand gähnen muss oder im Affekt handelt (Gelächter, Tränen, Wut, Panik oder Schrecken).

3.2 Auswirkungen von Pflegebedürftigkeit auf die Möglichkeiten der Selbstdarstellung

Die Erzeugung und Unterdrückung bestimmter Ausdruckselemente ist in zwischenmenschlichen Begegnungen von herausragender Bedeutung. Ausdruckselemente übermitteln soziale Informationen und ermöglichen so eine gegenseitige Einschätzung und Verständigung. Auch die Umgebung, in der die Begegnung stattfindet, liefert hierfür wichtige Informationen, weshalb Menschen auch in diesem Bereich bestrebt sind, Einfluss auszuüben. Pflegebedürftig zu sein, kann auf vielfältige Weise eine Einschränkung der Gestaltungsmöglichkeiten sozialer Informationen bedeuten.

Aufgrund körperlicher oder kognitiver Beeinträchtigungen kann möglicherweise die Fähigkeit, bestimmte Orte selbst zu verlassen oder aufzusuchen, eingeschränkt sein. In gleicher Weise reduziert sich auch die Fähigkeit, die eigene Umgebung selbst zu gestalten, aufzuräumen, zu dekorieren und bestimmte Regionen vor dem Zugriff anderer zu schützen. Institutionelle Gegebenheiten bestimmen zudem stark, welche Umgebungsbedingungen herrschen und wie diese gestaltet sind. In Pflegeheimen oder Krankenhäusern herrscht häufig ein Mangel an Orten, die überhaupt selbst gestaltet werden könnten. Die Beeinflussbarkeit der „szenischen Fassade" ist damit deutlich eingeschränkt.

Soziale Informationen werden z. B. durch das Aussehen, die Frisur, den Bart, die Zähne, die Haut, den Körpergeruch oder die Körperhaltung übermittelt. Pflegebedürftige Menschen sind häufig nur eingeschränkt oder gar nicht in der Lage, die Tätigkeiten vorzunehmen, die zur Gestaltung ihres Äußeren notwendig sind. Sie benötigen Hilfe bei der Körperpflege und beim Kleiden. Dinge wie Schmuck oder Make-Up, die hierbei im Alltagsleben eine selbstverständliche Rolle spielen, finden in institutionellen Kontexten häufig wenig Beachtung. Einige pflegebedürftige Menschen sind auf Hilfsmittel, wie Gehstöcke, Rollstühle, Rollatoren, Hüftprotektoren, Hörgeräte, Brillen und viele mehr angewiesen, die ebenfalls Träger ganz bestimmter sozialer Informationen sind. Besonders augenfällig sind Erscheinungselemente, die zur Kompensation körperlicher Funktionsstörungen dienen. Hierzu zählen künstliche Harnableitungen oder Darmausgänge, Nahrungssonden, Infusionsnadeln, Trachealkanülen oder tragbare Sauerstoffgeräte. Möglicherweise ist die körperliche Erscheinung auch durch Lähmungen, Entstellungen oder fehlende Gliedmaßen verändert. Auch durch die fehlende Kontrolle über bestimmte Körperfunktionen, wie Inkontinenz, Erbrechen, Speichelfluss, Sekretabsonderungen oder Schwitzen, kann das Erscheinungsbild massiv beeinflusst werden und die Beseitigung oder das Verbergen der dadurch entstehenden Informationen erfordert die Hilfe der Pflegenden. Auch die Beeinflussbarkeit der „persönlichen Erscheinung" ist somit stark reduziert.

Verschiedene Erkrankungen und deren Folgen können zudem dazu führen, dass Mimik und Gestik massiv beeinflusst werden. Lähmungen und Hautveränderungen lassen möglicherweise keine Veränderung des Gesichtsausdrucks mehr zu, oder Veränderungen des Gesichtsausdrucks können nicht kontrolliert werden, etwa bei neurologisch bedingten Zuckungen, und Verluste von Gliedmaßen oder deren Lähmung sowie Spastiken schränken auch die Möglichkeiten des gestischen Ausdrucks ein.

Sowohl körperliche Einschränkungen als auch kognitive Defizite können dazu führen, dass Sprechen oder Schreiben gänzlich unmöglich werden, dass der Sinn des Gesagten oder Geschriebenen nicht oder nur schwer erfasst werden kann oder dass die gesagten oder geschriebenen Worte nicht oder nur schwer verstanden werden können (verwaschene Sprache oder krakelige Schrift).

Doch nicht nur auf der Handlungsebene der Gestaltung, sondern auch auf der Ebene der Verarbeitung von Informationen, sind pflegebedürftige Menschen möglicherweise eingeschränkt. Die Selbstdarstellung ist ja davon abhängig, welche Informationen man aus der Umgebung erhält und wie man diese verarbeitet. Nicht selten sind besonders die Sinne Hören und Sehen eingeschränkt. Jedoch auch Irritationen oder Verluste des

Geschmacks-, des Geruchs- und des Tastsinns spielen eine wichtige Rolle. Dies kann die zur Verfügung stehenden sozialen Informationen beträchtlich einschränken. Bei all dem können Orientierungsstörungen in unterschiedlichem Ausmaß dazu führen, dass die Verarbeitung der sozialen Informationen zu einer Selbstdarstellung führt, die völlig aus dem Rahmen fällt.

Ein wichtiger Grund der Selbstdarstellung – die Erzeugung eines bestimmten Eindrucks beim Gegenüber – lebt davon, dass dieses Gegenüber nicht eingeweiht ist in die tatsächlichen Umstände. Wenn Pflegebedürftige jedoch bei der Erzeugung und Unterdrückung von Ausdruckselementen auf Pflegende angewiesen sind, sind ihre Möglichkeiten, den Eindruck der Pflegenden zu beeinflussen äußerst begrenzt. Auch können Pflegende durch ihr Wissen die Darstellung pflegebedürftiger Menschen gegenüber anderen Menschen stören. Pflegebedürftige Menschen sind auf die Diskretion der Pflegenden angewiesen – sind durch diese diskreditierbar. Diese Beziehung ist die eines Ensembles, wie es von Goffman beschrieben wurde; allerdings nur einseitig, da die Pflegenden weniger auf die Diskretion der pflegebedürftigen Menschen angewiesen sind als umgekehrt. Die begrenzte Zahl der privaten Rückzugsmöglichkeiten, ja deren begrenzte Privatheit, sowie die Einschränkung der Möglichkeit, diese selbst aufzusuchen, kommen einem Verlust der Hinterbühne gleich. Pflegebedürftigkeit geht also mit unzähligen Stigmata einher, die entweder die pflegebedürftige Person als diskreditierte ausweisen oder die ständige Gefahr der Diskreditierung in sich bergen. Es ist kaum möglich, ein Image aufzubauen, dessen Elemente den Pflegenden nicht zum größten Teil bekannt sind.

Der letzte Punkt verweist auf einen Aspekt, der in Goffmans Arbeiten eher implizit zu finden ist: Die Bedeutung der Angewiesenheit in zwischenmenschlichen Beziehungen. Goffman beschreibt vier zentrale Aspekte zwischenmenschlicher Interaktion, die als Anknüpfungspunkte dienen können: (1) die Unmittelbarkeit zwischenmenschlicher Begegnungen, (2) die „wechselseitige Verstricktheit" (Goffman, 1982, S. 57) der Beteiligten, (3) die Diskreditierbarkeit und somit (4) die Verletzlichkeit aller Menschen. Zu den eingeschränkten Möglichkeiten, sich selbst zu inszenieren, kommt für pflegebedürftige Menschen noch die besonders extreme Ausprägung der Verletzlichkeit und der Angewiesenheit auf andere, die möglicherweise die Nutzung der verbliebenen Möglichkeiten beeinflusst. Um diesen Aspekt zu fassen, soll daher im Folgenden eine Auseinandersetzung mit diesem speziellen Aspekt erfolgen.

3.3   Angewiesenheit im Licht der Care-Ethik

„Abhängigkeit ist unvermeidlich im Verlauf des Lebens eines jeden Individuums." Mit diesem Satz beginnt Eva Feder Kittay (1999, S. 29, eigene Übersetzung) ihr Kapitel „Abhängigkeit im Kontext des Menschseins". Mit unserem ersten Atemzug auf dieser Welt sind wir auf andere Menschen angewiesen. Säuglinge und Kleinkinder sind nicht unabhängig. Sie können nur durch die Fürsorge ihrer Eltern überleben. Im Falle einer Behinderung kann dieser Zustand sogar das ganze Leben anhalten. Auch für Erwachsene wird es immer wieder Phasen der Krankheit und der eingeschränkten Leistungsfähigkeit geben, in denen sie auf irgendeine Weise auf Unterstützung angewiesen sind – von der Gebrechlichkeit im hohen Alter ganz zu schweigen.

Diese Formen der Bedürftigkeit entziehen sich willkürlicher Beeinflussung. Sie sind bedingt durch biologische Gegebenheiten. Natürlich spielen auch kulturelle Aspekte eine Rolle bei der Bestimmung, wann jemand als jung, als krank, als behindert oder als gebrechlich gilt und wann von Abhängigkeit gesprochen wird. Doch kulturübergreifend bleibt die Tatsache bestehen, dass es zahlreiche Situationen gibt, in denen Menschen ohne die Hilfe anderer nicht überleben oder sich nicht entwickeln können. Angewiesenheit ist somit kein Sonderfall; sie ist die Regel. Genau wie Geburt und Tod ist sie für Menschen unvermeidbar. Sie ist Bedingung menschlichen Daseins (Conradi, 2001; Kittay, 1999; Nussbaum, 2010; Schnabl, 2005).

So einleuchtend diese Feststellung anmuten mag, so wenig werden die daraus resultierenden Konsequenzen oft beachtet. Verschiedene Care-Ethikerinnen untersuchten gängige gerechtigkeitsethische Theorien daraufhin, was die Anwendung der jeweiligen Prinzipien einer solchen Theorie für die Erfüllung der Bedürfnisse von Menschen, die auf Hilfe angewiesen sind, bedeutet. Ohne die Argumentationen an dieser Stelle ausführen zu können, kann zusammengefasst werden, dass jede dieser Theorien – selbst die am dezidiertesten ausgearbeitete, adäquateste und populärste davon, die *Theory of Justice* (Rawls, 1971, 2003) – zu Benachteiligungen abhängiger Menschen und derer, die für sie sorgen, führt (Conradi, 2001; Kittay, 1999; Nussbaum, 2010; Schnabl, 2005). Grund dafür ist ihre „immanente Blindheit" (Conradi, 2001) für Belange der Angewiesenheit und der daraus resultierenden Asymmetrien zwischen den Akteuren bei der Konstruktion ihrer Prinzipien. Um also die Belange pflegebedürftiger Menschen adäquat zu berücksichtigen, ist es erforderlich, das Spezifische an der Situation, auf die Hilfe anderer angewiesen zu sein, herauszuarbeiten und einzubeziehen.

Jochimsen (2003) hat sich in einem Aufsatz mit den Eigenschaften von Sorgesituationen für Kinder, ältere, kranke und behinderte Menschen befasst. Diese sind für sie durch drei zentrale Merkmale gekennzeichnet:

> „(1) beschränkte oder gänzlich fehlende Handlungsfähigkeit der umsorgten Person;
> (2) asymmetrische Ausgangspositionen der beteiligten Personen sowie
> (3) daraus resultierende tatsächliche oder potenzielle wechselseitige Abhängigkeiten." (Jochimsen, 2003, S. 40)

Der Schwerpunkt ihrer Betrachtungen liegt auf den verschiedenen Formen der Asymmetrie, die diesen Situationen eigen sind. So ist zum Beispiel die hilfebedürftige Person nicht in der Lage, die benötigten Tätigkeiten selbst auszuführen, im Gegensatz zur helfenden Person. Ebenso besteht, je nach Situation, ein mehr oder weniger großer Unterschied bezüglich der Möglichkeit, die materiellen Ressourcen zu kontrollieren. Aus existenziellen oder materiellen Gründen kann es der hilfebedürftigen Person unmöglich sein, die Situation zu verlassen. Umgekehrt wird die helfende Person möglicherweise die Situation trotz möglicher guter Gründe nicht verlassen, da sie sich in einer besonderen Verantwortung gegenüber der hilfebedürftigen Person sieht. So werden Abhängigkeiten und Asymmetrien auf die helfende Person übertragen (Jochimsen, 2003).

Die Abhängigkeit macht die abhängige Person verletzlich. Dieser Verletzlichkeit steht die Verantwortung der helfenden Person gegenüber, diesen Umstand nicht auszunutzen und die verletzliche Person zu schützen (Jochimsen, 2003). Auch Bobbert (2002) stellt erhebliche Asymmetrien zwischen pflegebedürftigen und pflegenden Menschen fest:

> „Zum ersten haben die professionellen Helfer(innen) einen fachlichen Wissensvorsprung gegenüber den Patient(inn)en als Laien. Zum zweiten bewegen sie sich in einer ihnen vertrauten Rolle innerhalb einer Institution, deren Regeln, Abläufe und Zuständigkeiten sie kennen und teilweise mitgestalten. Patient(inn)en hingegen haben ihren gewohnten Kontext verlassen und übernehmen eine neue Rolle innerhalb einer Institution, deren Entscheidungsstrukturen für sie als Außenstehende häufig nicht transparent sind. Zum dritten sind die Helfer(innen) nicht akut gesundheitlich beeinträchtigt, Patient(inn)en hingegen krank und dadurch möglicherweise emotional aufgewühlt, von großer Angst oder Schmerzen geplagt und auf Hilfe angewiesen. Zum vierten kann sich aufgrund der Abhängigkeit von den Helfer(inne)n und deren vermeintlichen oder tatsächlichen Erwartungen sowie aus institutioneller Abläufen heraus ein subtiler Druck entwickeln, der Patient(inn)en zu Anpassung oder Zustimmung veranlaßt – allein aus der Befürchtung heraus, Routineabläufe zu stören oder die professionellen Helfer(innen) zu verärgern und demzufolge vielleicht weniger gut versorgt zu werden." (Bobbert, 2002, S. 145)

Pflegebeziehungen sind also grundsätzlich durch eine mehr oder minder große Asymmetrie gekennzeichnet (Arndt, 2003; Großklaus-Seidel, 2002; Körtner, 2004; Rabe, 2003; Schnell, 2005, 2008). Zwar fällt diese Asymmetrie nicht ausschließlich zu Ungunsten der pflegebedürftigen Personen aus. Pflegebedürftige Menschen sind „Experten in eigener Angelegenheit" (Schnell, 2005, S. 17), was ihnen möglicherweise einen Wissensvorteil verschafft. Auch wurden gelegentlich gewaltsame Handlungsweisen pflegebedürftiger Menschen gegen Pflegende berichtet (Rabe, 2003). Doch selbst in diesen Fällen sitzt die pflegende Person meist am längeren Hebel. Gleich ob die Pflege darauf abzielt, die pflegebedürftige Person bei der Bewältigung physischer oder psychischer Krankheit zu unterstützen, ob sie zur Unterstützung von Menschen dient, die selbst nicht oder nur eingeschränkt in der Lage sind, für sich zu sorgen (Kinder, alte und behinderte Menschen) oder ob Menschen vorbeugend beraten werden, immer ist der Ausgangspunkt ein existenzieller Hilfebedarf, den sich die bedürftige Person nicht selbst erfüllen kann. Pflege beginnt gerade dann, wenn Menschen auf Hilfe angewiesen sind – wenn sie abhängig sind.

3.4 Auswirkungen von Pflegebedürftigkeit auf die Gestaltung der Selbstdarstellung

Abb. 2 verdeutlicht die Asymmetrien zwischen Pflegenden und Pflegebedürftigen grafisch. Sie zeigt zudem sich wechselseitig bedingende Zusammenhänge zwischen Verhaltensweisen der Pflegenden und der Pflegebedürftigen auf, wie sie eine Analyse verschiedener pflegewissenschaftlicher Studien (Bauer, 1996; Darmann, 2000; Elsbernd, 2000; Elsbernd & Glane, 1996; Pohlmann, 2005; Rabe, 2003; Zegelin, 2005) im Rahmen der Diplomarbeit nahelegt.

Verhaltensweisen Pflegender, die von den Pflegebedürftigen als schädigend erlebt wurden (Verletzung der Privatsphäre, sozial isoliert werden, routiniert statt individuell behandelt werden, Unterlassungen oder Verweigerungen sowie Zwang und Aggression) führten in den wenigsten Fällen zu aktiven Verhaltensweisen (um Veränderung bitten, sich beschweren, eigene Rechte und Ansprüche geltend machen, sich wehren oder aufbegehren, Drohen oder Verklagen) seitens der Pflegebedürftigen, und wenn, dann eher in Form von „Bestechungsversuchen" (großzügige Trinkgelder geben) oder erst nach Beendigung der Pflegebeziehung. Umgekehrt lösten solche aktiven Verhaltensweisen (z. B. Beschwerden äußern oder Ansprüche stellen) oft als schädigend erlebte Verhaltensweisen der Pflegenden aus oder verstärkten diese. Daher überwogen meist passive Verhaltensweisen seitens der Pflegebedürftigen (sich zurückziehen, unauffällig sein, Ansprüche reduzieren, Kontakte reduzieren, hinnehmen, sich abfinden, Rücksicht nehmen). Im Gegensatz dazu führten Situationen, die als fürsorglich, angenehm, erfolgreich oder heilsam erlebt wurden dazu, dass ein Vertrauensverhältnis entstand, in dessen Rahmen die pflegebedürftigen Menschen zunehmend sicherer wurden.

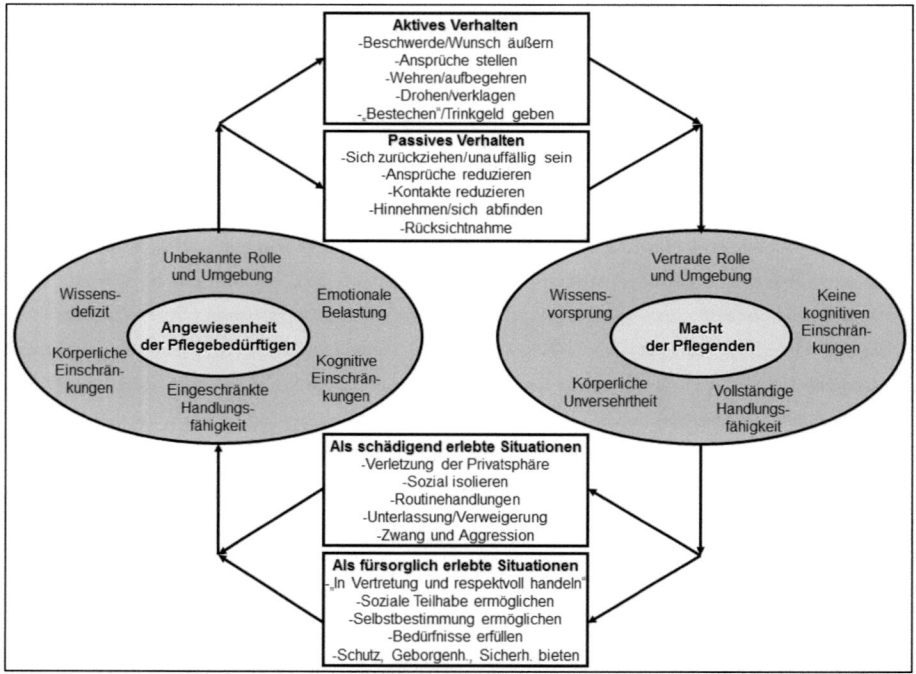

Abb. 2: Asymmetrische Beziehung zwischen pflegebedürftigen und pflegenden Menschen und deren mögliche Folgen aus Sicht der Pflegebedürftigen (eigener Entwurf)

4 Diskussion

Ziel der diesem Aufsatz zugrundeliegenden Diplomarbeit war, einen theoretischen Bezugsrahmen zu entwickeln, der (1) aufzeigt, woran sich evtl. erkennen lässt, ob pflegebedürftige Menschen Forderungen, Bedürfnisse und Kritik zurückstellen und sich lediglich als bescheiden, rücksichtsvoll und zufrieden inszenieren, (2) auf welche Weise sie dies tun und (3) in welchen Situationen dies geschieht. In den Abschnitten 3.1 und 3.2 wurde zusammenfassend dargelegt, mit welchen Intentionen sich Menschen in sozialen Interaktionen darstellen (ritualisierte, verinnerlichte Abläufe vs. gezielte, strategische Inszenierung), welche Ausdrucks- und

Einschätzungsmöglichkeiten ihnen dafür zur Verfügung stehen und wie sich Pflegebedürftigkeit auf diese Möglichkeiten auswirken kann. Die speziellen Charakteristika der Situation auf pflegerische Hilfe angewiesen zu sein, wurden in Abschnitt 3.3 unter Bezugnahme auf Theorien der Care-Ethik verdeutlicht. Abschnitt 3.4 zeigte auf Basis empirischer Indizien auf, in welchen Situationen sich pflegebedürftige Menschen tendenziell zurückhaltend darstellen und Bedürfnisse, Wünsche und Kritik eher verschweigen und welche Situationen geeignet sind, solche Äußerungen und Selbstdarstellungen zu stimulieren.

Wenngleich die empirischen Indizien wertvolle Einsichten in pflegerische Interaktionen vermitteln, und auf die Existenz des Phänomens zurückhaltender Selbstdarstellung pflegebedürftiger Menschen hinweisen, sind die daraus ableitbaren Schlussfolgerungen dennoch begrenzt. Aufgrund des Studiendesigns (hauptsächlich interpretative Arbeiten mit kleinen Stichproben) ist keine Einschätzung über die quantitative Verbreitung solch zurückhaltender Selbstdarstellung – sei sie bedingt durch Selbstschutzintentionen oder durch den Wunsch, Nachteile für Pflegende oder andere Pflegebedürftige zu vermeiden – möglich. Ob solche Studien in anderen Ländern existieren, bedarf der weiteren Recherche. Ähnlich wie das Phänomen der Gewalt in der Pflege ist auch das Phänomen der zurückhaltenden Selbstdarstellung ein Untersuchungsgegenstand, dessen empirische Erfassung in großem Ausmaß eine Herausforderung darstellt. Die Interaktion zwischen pflegenden und pflegebedürftigen Menschen ist eine intime Angelegenheit, und der Untersuchungsgegenstand unterliegt einer Tabuisierung. Das Fehlen großer, repräsentativer Studien zum Ausmaß dieser Problematik darf jedoch nicht dazu verleiten, ihr Bedeutsamkeit und Relevanz abzusprechen. Es gibt ernst zu nehmende Hinweise auf ihre Existenz, die Anlass sein müssen, sich dieser Thematik ausführlicher zu widmen.

Zu diskutieren ist auch, in wie weit es sich bei der zurückhaltenden Selbstdarstellung pflegebedürftiger Menschen eigentlich um ein „Problem" handelt. Schließlich ist es das Recht eines jeden Menschen, bestimmte Dinge vor anderen zu verbergen bzw. andere gezielt zu inszenieren. Dieses Recht soll hier auch niemandem abgesprochen werde. Problematisch wird das Verbergen jedoch, wenn Pflegebedürftige Menschen hierdurch nicht in den Genuss ihnen zustehender Pflegehandlungen kommen, wenn sie gar Schaden erleiden, weil ihre Bedürfnisse nicht erkannt werden oder wenn sie diese Nachteile nicht kommunizieren und somit keine Veränderung erfolgt. Da dieses Verhalten zudem zu weiten Teilen durch die Pflegenden beeinflussbar zu sein scheint, ist ein Bewusstsein Pflegender für diese Belange und ein Wissen um die eigenen Optionen erforderlich. Es stellt sich zudem die Frage, in wie weit Pflegende im Rahmen belastenden Arbeitsbedingungen möglicherweise gezielt darauf verzichten, die Äußerung von Bedürfnissen, Wünschen oder Kritik zu stimulieren oder gar durch ihr Verhalten die zurückhaltende Selbstdarstellung pflegebedürftiger Menschen verstärken. Auch dies bedarf der weiteren Untersuchung. Hinweise darauf finden sich z. B. bei Baltes (1996), die aufzeigen konnte, wie Pflegende abhängigkeitsverstärkendes Verhalten Pflegebedürftiger stimulierten, um die eigene zeitliche Belastung zu reduzieren.

Die ausgewählten theoretischen Grundlagen des hier ausgeführten Bezugsrahmens erwiesen sich als gut ge-eignet für das angestrebte Unterfangen. Die Perspektive Goffmans erlaubte eine dezidierte Darstellung des-sen, was in sozialen Interaktionen vor sich geht, und die Ansätze der Care-Ethik ermöglichten eine Spezifi-zierung für pflegerische Situationen. Vor allem an Stelle des Goffmanschen Ansatzes wäre auch der Bezug auf verschiedene andere soziologische Arbeiten denkbar gewesen (Willems, 1997 führt hier z. B. die Arbeiten Georg Herbert Meads, Norbert Elias, Arnold Gehlens, Pierre Félix Bourdieus, Michele Foucoults, Ulrich Oevermanns, Talcott Parsons oder Niklas Luhmanns an). Auch die psychologischen Konstrukte Kon-formität bzw. Devianz (Fischer & Wiswede, 2009; Koch, 1977; Peuckert, 1975), soziale Erwünschtheit (Hartmann, 1991; Reinecke, 1991) oder soziale Beeinflussung/Persuasion (Cialdini, 2010; Forgas, 2001) um-fassen ähnliche Phänomene wie das hier behandelte. Im Rahmen der Diplomarbeit musste jedoch eine Ein-grenzung vorgenommen werden. Die psychologischen Ansätze beziehen ihre Befunde meist aus experimen-tellen Versuchsanordnungen, in denen die Charakteristika der Versuchspersonen und Interaktionssituationen nicht denen entsprechen, die in pflegerischen Settings und Interaktionen anzutreffen sind. Die Wahl fiel auf den Ansatz Goffmans, da dieser sich – auch im Vergleich zu anderen soziologischen Ansätzen – sehr gut auf pflegerische Interaktionen übertragen lässt. Gleichwohl bleibt so das Potenzial weiterer Ansätze vorerst un-genutzt.

Eine weitere Limitierung muss in der Beschränkung auf deutschsprachige empirische Befunde gesehen wer-den. Tendenziell, so zeigen einzelne Studien auf, scheint die hier diskutierte Problematik auch in anderen Ländern zu existieren und diskutiert zu werden (Anderberg & Berglund, 2010; Mellor, Davison, McCabe & George, 2008; Persson & Wästerfors, 2009; Proot, Abu-Saad, Van Oorsouw & Stevens, 2002; Rippstein, 2009; Ryvicker, 2009). Für den Zweck dieser Arbeit war das benutzte Material zunächst ausreichend. Gleichwohl scheint hier das wertvolle Potenzial auf, das sich aus einer Analyse der internationalen For-schungsliteratur ergäbe: Der Vergleich der Situation in unterschiedlichen Ländern und die Ergänzung und Modifikation des vorliegenden Bezugsrahmens auf Basis bislang noch nicht berücksichtigter oder unter-schiedlich ausgeprägter Aspekte.

5 Fazit

Der vorliegende Bezugsrahmen kann einen wichtigen Beitrag bei der Konzeption empirischer Studien leis-ten, die zum Ziel haben, das Phänomen der Selbstdarstellung pflegebedürftiger Menschen in pflegerischen Interaktionen zu untersuchen. Er postuliert mögliche Zusammenhänge, weist auf unterschiedliche Möglich-keiten hin, sich selbst darzustellen und zeigt auf, welche Elemente in Interaktionen zwischen pflegenden und pflegebedürftigen Menschen von spezifischer Bedeutung sind. Auch für die Analyse von Interaktionen in pflegerischen Praxissettings und für deren Veränderung, etwa durch Schulungen, Fallbesprechungen oder Praxisbegleitungen kann der theoretische Bezugsrahmen hilfreich sein. Weitere Analysen der internationalen Literatur und zusätzliche empirische Befunde sollten dazu genutzt werden, den Bezugsrahmen zu ergänzen und zu optimieren.

Die Konzeption der Angewiesenheit und deren Einfluss auf die Selbstdarstellung der abhängigen Personen ist auch für das Handeln der in der Praxis tätigen Pflegenden bedeutsam. Abhängigkeit und Machtasymmetrie müssen nicht zwingend dazu führen, dass pflegebedürftige Menschen ihre Bedürfnisse zurückstellen, um nicht aus dem Rahmen zu fallen. Der Schlüssel dazu sind in ganz erheblichem Ausmaß die professionell Pflegenden, die sie betreuen. Natürlich spielen die systembedingten Rahmenbedingungen, wie Personalknappheit, durch institutionelle und hierarchische Faktoren beschränkte Handlungs- und Entscheidungsspielräume oder die geringe gesellschaftliche Anerkennung sorgender Tätigkeiten sowie deren dadurch bedingte Marginalisierung eine wichtige Rolle. Für ihr Handeln innerhalb dieser Rahmenbedingungen sind Pflegende gleichwohl verantwortlich (Schröck 1995, 319). Der vorliegende theoretische Bezugsrahmen zeigt auf, woran Pflegende unter Umständen erkennen können, dass die pflegebedürftige Person Bedürfnisse rücksichtsvoll zurückhält oder sich als zufrieden inszeniert; er zeigt auch auf, wo Pflegende ansetzen können, um solchen Inszenierungen vorzubeugen oder darauf zu reagieren. In erster Linie begründet er jedoch die Notwendigkeit einer Haltung, die die pflegebedürftige Person als Expertin oder Experten für die jeweils individuelle Situation ins Zentrum rückt. Unter Umständen erfordert dies einen Positionswechsel beruflich Pflegender. Diesen fordert der vorliegende theoretische Bezugsrahmen nachdrücklich ein.

Literatur

Anderberg, P. & Berglund, A. L. (2010). Elderly persons' experiences of striving to receive care on their own terms in nursing homes. *Int J Nurs Pract, 16*(1), 64-58.

Arndt, M. (2003). Pflege und Ethik zwischen Macht und Hilflosigkeit. In C. Wiesemann, N. Erichsen, H. Behrendt, N. Biller-Andorno & A. Frewer (Hrsg.) *Pflege und Ethik: Leitfaden für Wissenschaft und Praxis* (S. 11-29). Stuttgart: Kohlhammer.

Baltes, M. M. (1996). *The Many Faces of Dependency in Old Age.* Cambridge: Cambridge University Press.

Bauer, I. (1996). *Die Privatsphäre der Patienten.* Bern, Göttingen, Toronto, Seattle: Hans Huber.

BMFSFJ & BMG – Bundesministerium für Familie, Senioren, Frauen und Jugend & Bundesministerium für Gesundheit. (2009). *Charta der Rechte hilfe- und pflegebedürftiger Menschen* (Oktober 2010, 10. Auflage). http://www.bmfsfj.de/RedaktionBMFSFJ/Broschuerenstelle/Pdf-Anlagen/Charta-der-Rechte-hilfe-und-pflegebed_C3_BCrftiger-Menschen,property=pdf,bereich=bmfsfj,sprache=de,rwb=true.pdf [Zugriff am: 22.12.2010]

Bobbert, M. (2002). *Patientenautonomie und Pflege: Begründung und Anwendung eines moralischen Rechts.* Frankfurt/Main, New York: Campus.

Cialdini, R. B. (2010). *Die Psychologie des Überzeugens: Ein Lehrbuch für alle, die ihren Mitmenschen und sich selbst auf die Schliche kommen wollen* (6., vollständig überarbeitete und ergänzte Auflage). Bern: Hans Huber.

Conradi, E. (2001). *Take Care: Grundlagen einer Ethik der Achtsamkeit.* Frankfurt/Main, New York: Campus.

Darmann, I. (2000). *Kommunikative Kompetenz in der Pflege: Ein pflegedidaktisches Konzept auf der Basis einer qualitativen Analyse der pflegerischen Kommunikation.* Stuttgart, Berlin, Köln: Kohlhammer.

Elsbernd, A. (2000). *Pflegesituationen: Erlebnisorientierte Situationsforschung in der Pflege.* Bern, Göttingen, Toronto, Seattle: Huber.

Elsbernd, A. & Glane, A. (1996). *Ich bin doch nicht aus Holz: Wie Patienten verletzende und schädigende Pflege erleben.* Berlin, Wiesbaden: Ullstein Mosby.

Fischer, L. & Wiswede, G. (2009). *Grundlagen der Sozialpsychologie* (3., völlig neu bearbeitete Auflage). München, Wien: Oldenbourg.

Forgas, J. P. (Hrsg.). (2001). *Social Influence: Direct and Indirect Processes* (Vol. 3). Philadelphia: Psychology Press.

Gebert, A. J. & Kneubühler, H.-U. (2003). *Qualitätsbeurteilung und Evaluation der Qualitätssicherung in Pflegeheimen: Plädoyer für ein gemeinsames Lernen* (2., überarbeitete und ergänzte Auflage). Bern, Göttingen, Toronto, Seattle: Hans Huber.

Gillen, E. (2006). *Wie Ethik Moral voranbringt: Beiträge zu Moral und Ethik in Medizin und Pflege.* Münster, Berlin, Hamburg: LIT.

Goffman, E. (1959). *The Presentation of Self in Everyday Life.* New York, London, Toronto, Sydney, Auckland: Doubleday.

Goffman, E. (1968). *Wir alle spielen Theater: Die Selbstdarstellung im Alltag.* Übersetzt von: P. Weber-Schäfer. München: Piper. [Original: Goffman, E. (1959). *The Presentation of Self in Everyday Life.* New York, London, Toronto, Sydney, Auckland: Doubleday].

Goffman, E. (1974). *Frame Analysis: An Essay on the Organization of Experience.* Cambridge: Harvard University Press.

Goffman, E. (1981). *Strategische Interaktion.* München, Wien: Hanser. [Original: Goffman, E. (1969). *Strategic Interaction.* Philadlphia: University of Pennsylvania Press].

Goffman, E. (1982). Die Interaktionsordnung: Ansprache des Präsidenten der American Sociological Association (ASA) im Jahre 1982. In H. A. Knoblauch (Hrsg.) *Erving Goffman: Interaktion und Geschlecht* (S. 50-104). Frankfurt/Main, New York: Campus.

Goffman, E. (2008a). *Interaktionsrituale: Über Verhalten in direkter Kommunikation* (8. Auflage). Übersetzt von: R. Bergsträsser & S. Bosse. Frankfurt/Main: Suhrkamp. [Original: Goffman, E. (1967). *Interaction Ritual: Essays on Face-to-Face Behavior.* Garden City: Doubleday].

Goffman, E. (2008b). *Rahmen-Analyse: Ein Versuch über die Organisation von Alltagserfahrungen* (8. Auflage). Übersetzt von: H. Vetter. Frankfurt/Main: Suhrkamp. [Original: Goffman, Erving. (1974). *Frame Analysis: An Essay on the Organization of Experience.* Cambridge: Harvard University Press].

Goffman, E. (2008c). *Stigma: Über Techniken der Bewältigung beschädigter Identität* (19. Auflage). Übersetzt von: F. Haug. Frankfurt/Main: Suhrkamp. [Original: Goffman, E. (1963). *Stigma: Notes on the Management of Spoiled Identity.* Englewood Cliffs: Prentice-Hall].

Goffman, E. (2010). *Wir alle spielen Theater: Die Selbstdarstellung im Alltag* (ungekürzte Taschenbuchausgabe, 8. Auflage). Übersetzt von: P. Weber-Schäfer. München: Piper. [Original: Goffman, E. (1959). *The Presentation of Self in Everyday Life.* New York, London, Toronto, Sydney, Auckland: Doubleday].

Großklaus-Seidel, M. (2002). *Ethik im Pflegealltag: Wie Pflegende ihr Handeln reflektieren und begründen können.* Stuttgart: Kohlhammer.

Großkopf, V. & Klein, H. (2010). *Recht in Medizin und Pflege* (4, vollständig überarbeitete und aktualisierte Auflage). Balingen: Spitta.

Hartmann, P. (1991). *Wunsch und Wirklichkeit: Theorie und Empirie sozialer Erwünschtheit.* Wiesbaden: Deutscher Universitätsverlag.

Igl, G. & Klie, T. (2007). Recht der älteren Menschen. In G. Igl & T. Klie (Hrsg.) *Das Recht der älteren Menschen* (S. 17-47). Baden-Baden: Nomos.

Jochimsen, M. A. (2003). Die Gestaltungskraft des Asymmetrischen: Kennzeichen klassischer Sorgesituationen und ihre theoretische Erfassung in der Ökonomik. *Z Wirtsch Unternehmensethik, 4*(1), 38-51.

Jones, K. R., Fink, R. M., Clark, L., Hutt, E., Vojir, C. P. & Mellis, B. K. (2005). Nursing home resident barriers to effective pain management: Why nursing home residents may not seek pain medication. *J Am Med Dir Assoc, 6*(1), 10-17.

Kirchner, H. (2002). *Beschwerdemanagement im Pflegeteam: Fallbeispiele und Trainingsprogramme für die Praxis.* Stuttgart: Kohlhammer.

Kittay, E. F. (1999). *Love's Labor: Essays on Women, Equality, and Dependency.* New York: Routledge.

Kleinschmidt, H. (2004). *Pflege und Selbstbestimmung: Pflegerische Interaktionen und ihre aktive Mitgestaltung durch den Patienten - eine empirisch deskriptiv-aralytische Studie.* Ber, Göttingen, Toronto, Seattle: Hans Huber.

Klie, T. (2009). *Rechtskunde: Das Recht der Pflege alter Menschen* (9., überarbeitete und aktualisierte Auflage). Hannover: Vincentz.

Knoblauch, H. A. (1994). Erving Goffmans Reich der Interaktion. In H. A. Knoblauch (Hrsg.) *Erving Goffman: Interaktion und Geschlecht* (S. 7-49). Frankfurt/Main, New York: Campus.

Koch, J.-J. (Hrsg.). (1977). *Sozialer Einfluß und Konformität* (Vol. 2). Weinheim, Basel: Beltz.

Körtner, U. H. J. (2004). *Grundkurs Pflegeethik.* Stuttgart: UTB Wissenschaft.

Lob-Hüdepohl, A. (2009). Autonomie und soziale Menschenrechte in der Pflege. In E. Fix & S. Kurzke-Maasmeier (Hrsg.) *Das Menschenrecht auf gute Pflege: Selbstbestimmung und Teilhabe verwirklichen* (S. 33-46). Freiburg/Breisgau: Lambertus.

Mellor, D., Davison, T., McCabe, M. & George, K. (2008). Professional carers' knowledge and response to depression among their aged-care clients: The care recipients' perspective. *Aging Ment Health, 12*(3), 389-399.

Nussbaum, M. (2010). The Capabilities of People With Cognitive Disabilities. In E. F. Kittay & L. Carlson (Hrsg.) *Cognitive Disability and its Challenge to Moral Philosophy* (S. 75-95). Chichester: Wiley-Blackwell.

Persson, T. & Wästerfors, D. (2009). 'Such trivial matters:' How staff account for restrictions of residents' influence in nursing homes. *J Aging Stud, 23*(1), 1-11.

Peuckert, R. (1975). *Konformität: Erscheinungsformen, Ursachen, Wirkungen.* Stuttgart: Enke.

Pohlmann, M. (2005). *Beziehung pflegen: Eine phänomenologische Untersuchung der Beziehung zwischen Patienten und beruflich Pflegenden im Krankenhaus.* Bern, Göttingen, Toronto, Seattle: Hans Huber.

Proot, I. M., Abu-Saad, H. H., Van Oorsouw, G. G. J. & Stevens, J. (2002). Autonomy in stroke rehabilitation: The perceptions of care providers in nursing homes. *Nurs Ethics, 9*(1), 36-50.

Rabe, M. (2003). Übergriffe, Zwang und Gewalt in der Pflege: Eine Betrachtung aus ethischer und professioneller Perspektive. In C. Wiesemann, N. Erichsen, H. Behrendt, N. Biller-Andorno & A. Frewer (Hrsg.) *Pflege und Ethik: Leitfaden für Wissenschaft und Praxis* (S. 107-121). Stuttgart: Kohlhammer.

Rawls, J. (1971). *A Theory of Justice.* Cambridge: Belknap Press.

Rawls, J. (2003). *A Theory of Justice* (Revised edition., 5.-6. printing). Cambridge: Belknap Press.

Reinecke, J. (1991). *Interviewer- und Befragter verhalten: Theoretische Ansätze und methodische Konzepte.* Opladen: Westdeutscher.

Rippstein, L. L. (2009). *If walls could talk: The lived experience of witnessing verbal abuse toward residents in long-term care facilities* (Dissertation, October 2007). Galveston: The University of Texas Medical Branch, School of Nursing. http://etd.utmb.edu/theses/available/etd-11052007-131852/unrestricted/DissertationLenaRippstein 112107.pdf [Zugriff am: 23.12.2010]

Ryvicker, M. (2009). Preservation of self in the nursing home: Contradictory practices within two models of care. *J Aging Stud, 23*(1), 12-23.

Schnabl, C. (2005). *Gerecht sorgen: Grundlagen einer sozialethischen Theorie der Fürsorge*. Freiburg/Schweiz: Paulus.

Schnell, M. W. (2005). Ethik als empirisches Phänomen. In M. W. Schnell (Hrsg.) *Ethik der Interpersonalität: Die Zuwendung zum anderen Menschen im Licht empirischer Forschung* (S. 11-23). Hannover: Schlüter.

Schnell, M. W. (2008). *Ethik als Schutzbereich: Kurzlehrbuch für Pflege, Medizin und Philosophie*. Bern: Hans Huber.

Stauss, B. & Seidel, W. (2007). *Beschwerdemanagement: Unzufriedene Kunden als profitable Zielgruppe* (4., vollständig überarbeitete Auflage). München: Hanser.

SVR Gesundheit – Sachverständigenrat zur Begutachtung der Entwicklung im Gesundheitswesen. (2005). *Gutachten 2005 des Sachverständigenrates zur Begutachtung der Entwicklung im Gesundheitsweisen: Koordination und Qualität im Gesundheitswesen* (Drucksache 15/5670, 09.06.2005). Bonn: Deutscher Bundestag. http://dip.bundes tag.de/btd/15/056/1505670.pdf [Stand: 23.12.2010]

Tinnefeldt, G. (2005). *Beschwerdemanagement in der Altenpflege: Leitfaden und Musterhandbuch für die Praxis*. Hannover: Schlütersche.

Willems, H. (1997). *Rahmen und Habitus: Zum theoretischen und methodischen Ansatz Erving Goffmans: Vergleiche, Anschlüsse und Anwendungen*. Frankfurt/Main: Suhrkamp.

Zegelin, A. (2005). *"Festgenagelt sein": Der Prozess des Bettlägerigwerdens durch allmähliche Ortsfixierung*. Bern, Göttingen, Toronto, Seattle: Hans Huber.

Zenz, G. (2007). Autonomie und Abhängigkeit: Familienrechtliche Schutzbelange im Alter. In G. Igl & T. Klie (Hrsg.) *Das Recht der älteren Menschen* (S. 131-172). Baden-Baden: Nomos.

… vom (T)raum selbstgesteuerten Lernens

Michael Huber

Gliederung

Zusammenfassung

Selbstgesteuertes Lernen ist ein Konzept, das in politischen und pädagogischen Diskussionen sehr präsent ist, inzwischen auch im Bereich der Pflegepädagogik. Die Umsetzung im Unterrichtsalltag scheint jedoch auf einige Schwierigkeiten zu stoßen. Die Komplexität und Uneinheitlichkeit der Diskussion führt zu Verunsicherung und Reserviertheit bei vielen Lehrenden. Daher soll in diesem Beitrag ein wenig Licht in diese Diskussion gebracht werden. Zunächst erfolgt eine Begriffsklärung. Auf dieser Basis kann dann erörtert werden, welche Voraussetzungen für selbstgesteuertes Lernen erfüllt sein müssen und welche Anforderungen es an die Lernenden und Lehrenden stellt. Dies alles wird verdeutlicht, indem die Thematik des selbstgesteuerten Lernens jeweils aus Perspektive der Lernenden, der Lehrenden und der Lehrinstitutionen beleuchtet wird. Es zeigt sich, dass die Konfrontation mit diesem neuen Paradigma für Lernende und Lehrende zunächst „Zumutungen" bedeutet: Bekanntes aufzugeben, sich auf Neues einzulassen und entsprechende Anstrengungen auszuhalten. Doch die Chancen – neue und für das gesamte Berufsleben nachhaltige Potenziale für die Lernenden und ein verändertes, attraktiveres Berufsfeld für die Lehrenden – wiegen dies allemal auf.

1   Einleitung

Selbstgesteuertes oder Selbstorganisiertes Lernen erfreut sich seit einigen Jahren großer Aufmerksamkeit in der bildungspolitischen und pädagogischen Fachöffentlichkeit. In der Debatte um das Selbstlernen werden dabei verschiedene Begründungsansätze genannt. Zum einen werden der technische Fortschritt sowie die wirtschaftlichen, arbeitsorganisatorischen und gesellschaftlichen Veränderungen angeführt. Diese sind auch häufig mit der Forderung nach Flexibilität, Eigeninitiative und eben auch nach Selbstreflexion und Selbststeuerung verbunden. Zum anderen werden neuere lerntheoretische Erkenntnisse angegeben, die eingebunden in eine konstruktivistische Sichtweise davon ausgehen, dass Lernende ihren Wissenserwerb aktiv und selbst gesteuert und möglichst verbunden mit praktischem Handeln autonom konstruieren. Zudem kann über diese Form des Lernens auch das seit vielen Jahren propagierte pädagogische Leitziel einer Förderung der Selbst- und Mitbestimmungsfähigkeit und damit der Mündigkeit des Menschen entsprochen werden. Dazu benötigen Lernende allerdings Selbstlernkompetenzen, die es ihnen ermöglichen, ihr Lernen selbstbestimmt zu entwickeln und entsprechend ihren individuellen Lernstrategien und Lerntechniken das Lernen selbst in die Hand zu nehmen.

Vor dem Hintergrund dieser Ansprüche vollzieht sich eine Debatte um eine „neue Lernkultur", die inzwischen auch die Berufspädagogik und hier im speziellen die Pflegepädagogik erreicht hat. Diese Diskussion hinterlässt jedoch mehr Fragen als Antworten und erzeugt an vielen Stellen Verunsicherung und Reserviertheit. Lehrende wie Lernende zeigen zwar zunächst häufig Einverständnis, wenn über die Effektivität und Nachhaltigkeit des „Selbstlernens" gesprochen wird, der Unterrichtsalltag an den Schulen sieht jedoch anders aus und ist nach wie vor von Vermittlungsdidaktik und Frontalunterricht geprägt.

Im Lichte dieser zwiespältigen Erfahrungen liegt es nahe, das Konzept des Selbstgesteuerten Lernens, dessen Bedingungsfaktoren und ggf. den Möglichkeiten zur Implementierung in die Gesundheits- und Krankenpflegeausbildung näher zu beleuchten. Im folgenden Beitrag soll daher zunächst eine Begriffsklärung erfolgen. Im Weiteren soll anhand unterschiedlicher Perspektiven untersucht werden, welche Voraussetzungen für Selbstgesteuertes Lernen notwendig sind.

2   Begriffsklärung

Selbstregulation, Selbststeuerung, Selbstbestimmung, Selbstgestaltung oder Selbstorganisation sind – sofern sie mit Lernen in Zusammenhang gebracht werden - Begriffe, die allesamt auf eine vermehrte Beteiligung des Lernenden an seinem eigenen Lernen abzielen. Die Liste der für solche Lehr-/Lernkonzepte verwendeten Begriffe ist beeindruckend (Lins, 1999).

Das Verbindende dieser Begriffe ist das „Selbst". Der Lernende selbst soll ins Blickfeld der Betrachtung rücken. Sein Lerninteresse und seine ihm verfügbaren Ressourcen sollen sukzessive entwickelt werden und in ein selbständiges und autonomes Lernen münden. Der Begriff des „Selbstgesteuerten Lernens" und alle weiteren in diesem Kontext verwendeten Begriffe sind allerdings nicht verbindlich definiert (Dietrich, 2001). Auch gibt es keine allgemein geteilte Abgrenzung zwischen den Begriffen. „Selbstgesteuertes Lernen", „Selbstbestimmtes Lernen" sowie „Selbstorganisiertes Lernen" werden häufig synonym verwendet. Verschiedentlich wird daher gerne darauf verwiesen, dass die präzise Differenzierung dieser Begrifflichkeiten weniger entscheidend ist als vielmehr „… der Anregungsgehalt der Diskussion zur Gestaltung von Lernsituationen für die Praxis." (Dietrich, 2001, S. 23). Insofern scheint eine dogmatische Verwendung der Begriffe nicht sinnvoll. Vielmehr sollte erörtert werden, in welchem Umfang und an welcher Stelle der Lernende sein Lernen mitgestalten kann und wie dies durch den Lehrer moderiert wird.

Die Idee des Selbstgesteuerten Lernens hat ihre Wurzeln in der Humanistischen Pädagogik und in der Reformpädagogik. Vor allem Petersen, Montessori, Otto, Kerschensteiner, Freinet und viele andere mehr stellten das selbständige Lernen in den Mittelpunkt ihrer Bemühungen. In der aktuellen Diskussion um das „Selbstgesteuerte Lernen" geht man davon aus, dass bei dieser Lernform der Lernende „… die wesentliche Entscheidung, ob, was, wann, wie und woraufhin er lernt, gravierend und folgenreich beeinflussen kann." (Weinert, 1982, S. 100). Zudem wird die notwendige Entwicklung von Selbstständigkeit und Eigenverantwortung beim Lernen betont:

> „Es geht um ein sukzessives Abbauen der Anleitung, da gleichzeitig die Selbständigkeit der Lernenden erreicht wird, mit einem höheren Niveau an Selbstanalyse, -planung, -organisation und -kontrolle." (Deitering, 1995, S. 20)

Erfolgreiches Selbstgesteuertes Lernen entsteht erst, „… wenn Lernende über Ziele, Inhalte, Lernwege, Methode, Medien und Sozialformen, den Ort, den Zeitpunkt und die Dauer ihres Lernens sowie über die Kontrolle des Lernerfolgs selbst bestimmen" (Dietrich, 2001, S. 23). Die Entwicklung der Selbststeuerungskompetenz des Lernenden sollte daher auf allen didaktischen Ebenen (Ziele und Inhalte, Lernmethoden und Lernstrategien, personale, materiale und organisatorische Unterstützung, Lernkontrolle und Evaluation) erörtert werden.

3   Voraussetzungen und Anforderungen für "Selbstgesteuertes Lernen"

Lernen ist, wie allgemein bekannt, ein komplexes Geschehen. Es zu reduzieren auf einfache lineare und damit kalkulierbare Prozesse, wie dies über Jahre hinweg bei Theorien des Behaviorismus geschehen ist, bedeutet gleichsam, den komplexen Prozess des Lernens unzulässig zu vereinfachen. Eine eindeutige und allgemein verbindliche Definition zum Lernen lässt sich gleichwohl nicht finden. Trotzdem gibt es inzwischen einige grundlegende Feststellungen zum Lernen. So ist Lernen ein „… aktiver, selbstgesteuerter, konstruktiver, situativer und sozialer Prozess…" (Reinmann-Rothmeier & Mandl, 1998, S. 160). Diese Beschreibung zeigt Bedingungsfaktoren, mit denen die Beteiligten sich im Rahmen der Lernplanung und Lerngestaltung auseinander setzen müssen.

3.1   Selbstgesteuertes Lernen aus Sicht des Schülers

Das Konzept des Selbstgesteuerten Lernens schafft auf verschiedenen Ebenen Spielräume für die Mit- und Selbstgestaltung beim Lernen. Diese Handlungsspielräume führen aber nicht zwangsläufig zu mehr Lernerfolg. Vielmehr muss der Lernende über eine Vielzahl von Kompetenzen verfügen, die es ihm ermöglichen, diese Freiheit des Lernens auch zu nutzen. Was macht nun aber Selbstgesteuertes Lernen aus und wie lassen sich Möglichkeiten der Selbststeuerung beim Lernen nutzen? Zur Klärung dieser Frage werden anhand der beiden nun folgenden Beispiele erfolglose und erfolgreiche Lernstrategien skizziert.

Schüler A, der nur in geringem Maße selbstgesteuerte Lerner:

A. ist während des Unterrichts mit seinen Gedanken oft woanders. Wenn er sich zwischendurch einmal bemüht doch aufzupassen, ist er hauptsächlich damit beschäftigt, so viel wie möglich mitzuschreiben. Er denkt wenig mit und nutzt beim Mitschreiben ausschließlich die Begriffe des Lehrers. Meistens nimmt er sich vor, den gesamten Lernstoff zuhause noch einmal gründlich aufzuarbeiten. Dazu kommt es jedoch meist nicht, weil er doch wichtigere Dinge zu tun hat und weil auch seine Mitschriften ihm keine gute Orientierung bieten. Bei Arbeitsaufträgen geht er sehr unüberlegt an die Aufgabe heran. Überlegungen zu einem Arbeitsplan stellt er nicht an, lieber legt er gleich los. Er setzt sich auch nur oberflächlich mit Arbeitsmaterialien auseinander und versucht über schnelle Recherchen im Internet zu Ergebnissen zu kommen. Auf Nachfragen kann er jedoch den Sachverhalt meist nicht präzise wiedergeben. Sein Vorgehen reflektiert er nicht, „Hauptsache er hat ein Ergebnis". Die Frage nach eigenen Lerninteressen überrascht ihn. Er geht davon aus, dass der Lehrer die Themen vorzugeben hat. Bei Leistungskontrollen (z.B. Klausuren) lernt er erst einige Tage vorher und versucht durch Auswendiglernen sich wesentliche Inhalte zu merken. Die Ergebnisse sind jedoch meist schlecht und seine Enttäuschung groß.

Schülerin B, die selbstgesteuerte Lernerin:

B. ist eine motivierte und aufmerksame Schülerin. Sie verfolgt den Unterricht meist konzentriert. Sie notiert wichtige Punkte stichwortartig und versucht die Zusammenhänge eines Themas für sich zu ordnen (z.B. mit einer Mindmap). Sie versucht die neuen Unterrichtsinhalte mit dem, was sie schon weiß zu verknüpfen. Wenn bestimmte Sachverhalte unklar sind, wendet sie sich mit vorher überlegten und vorbereiteten Fragen an den Lehrer oder bei Gruppenarbeiten an Mitschüler. Themen, die nicht ins Pflichtprogramm der Ausbildung gehören, die Schülerin B. aber trotzdem aufgrund der Praxisrelevanz interessieren, bringt sie in den Lernplan ein und bietet zudem Überlegungen zu deren Bearbeitung an. Bei Arbeitsaufträgen liest sich B. die Aufgabenstellung genau durch und überlegt, was zur Bearbeitung genau erwartet wird. Sie macht sich einen Plan, wie sie die Aufgabe Schritt für Schritt bearbeiten kann und welche Quellen sie zur Bearbeitung benutzen kann. Im Verlaufe der Bearbeitung überprüft sie, ob ihr Zeitplan noch stimmig ist und ob die erarbeiteten Inhalte und deren Darstellung dem Auftrag entsprechen. Bei Unsicherheiten und Problemen sucht sie den Austausch mit Mitschülern oder mit dem Lehrer auf und passt sein Lernverhalten entsprechend an. Am Ende des Arbeitsprozesses geht B. die Ergebnisse noch einmal sorgfältig durch und korrigiert diese gegebenenfalls. B. sieht den Lernerfolg in enger Verbindung mit dem eigenen Engagement. Sollten die Ergebnisse von Leistungskontrollen einmal nicht ihren Erwartungen entsprechen, reflektiert sie kritisch ihr bisheriges Lernverhalten und verändert entsprechend ihre Strategie.

Diese zugegebenermaßen plakativen Beispiele lassen erahnen, wie Lernstrategien den Erfolg des Lernens bestimmen. Erfolgreiches Lernen erfordert eine Vielzahl einzelner strategischer Elemente, die die Lernenden je nach Lernsituation verfügbar halten müssen (Straka, 2006). So sind vielfältige kognitive Kompetenzen (z.

B. üben, strukturieren, elaborieren, kritisch reflektieren), metakognitive Kompetenzen (z. B. reflektieren und moderieren des eigenen Lernens), motivationale Kompetenzen (z. B. Lerninteresse entwickeln) und volitionale Kompetenzen (z. B. Lernwille und Durchhaltevermögen entwickeln) erforderlich. Darüber hinaus müssen Lernende Strategien im Umgang mit verschiedensten Ressourcen wie Zeit (z. B. Lernplan entwickeln), Medien (z. B. Informationsrecherche, -bewertung, -verarbeitung und -darstellung), der Peergroup (z. B. Kooperations- und Kommunikationskompetenzen) oder Lehrenden (z. B. Hilfe in Anspruch nehmen) entwickeln. Selbstgesteuertes Lernen berührt zudem verschiedene Regulationsebenen (Boekaerts & Minnaert, 1999). So sind neben der Regulation der Informationsverarbeitung (Erkenntnis- und Verarbeitungsstrategien) auch die Regulation des Lernprozesses insgesamt (Planung, Überwachung, Steuerung und Evaluation des Lernens) sowie die Regulation des Selbst (Lernbereitschaft, Lernkonzentration u.a.) in den Blick zu nehmen.

Zum erfolgreichen Selbstgesteuerten Lernen gehört auch ein offener und reflektierter Umgang mit Lernhemmnissen und Lernwiderständen. Aus der Perspektive des Lehrers sind vielfältige Situationen bekannt, die Ausdruck von individuellen Lernhemmnissen darstellen (Arnold, 2001). So werden im Umgang mit Medien und Materialien (z. B. Ablehnung von Lernmedien oder –materia-lien), im Kontakt mit Dozenten (z. B. ignorieren, provozieren), in der Zusammenarbeit mit anderen Lernenden (z. B. Lernen zum geselligen Anlass umdefinieren) sowie im Kontext von Zeitstrukturen (z. B. zu spät kommen) vielfältige Anzeichen von Lernstörungen beobachtet. Eine Auseinandersetzung mit Lernwiderständen ist daher unerlässlich. Lernhemmnisse und Lernwiderstände können dann als „… Interpretationshintergründe je eigener biographischer und situierter Bedeutsamkeit eingeordnet werden und sind damit bearbeitbar" (Faulstich & Grell, 2005, S. 92). Lernwiderstände müssen im Rahmen von Lernberatung gemeinsam von Lehrern, Lernenden und gegebenenfalls von Mitschülern analysiert und bearbeitet werden (Arnold, 2001). Ein Instrumentenkoffer für diese (häufig mühsame) Auseinandersetzung gibt es allerdings nicht, vielmehr gilt es, die Unverfügbarkeit des Lernenden zu respektieren.

3.2 Selbstgesteuertes Lernen aus Sicht des Lehrers

Mit Selbstgesteuertem Lernen verändert sich auch die Rolle der Lehrenden. Nicht mehr nur das zu Vermittelnde bildet das Zentrum ihrer Aktivitäten, sondern das lernende Subjekt. Lehrende sollen nicht mehr nur lehren, sondern die Lernenden begleiten, beraten und coachen sowie ihren Lernprozess moderieren. In Anlehnung an die Gegenüberstellung von Konrad und Traub (1999) werden hier einige Hinweise gegeben, an welchen Stellen und in welcher Weise sich das Tätigkeitsspektrum der Lehrenden verändert (siehe Tabelle 1).

Lehrende können die Entwicklung von Selbststeuerungskompetenzen bei den Lernenden auf zwei unterschiedliche Ansätze ermöglichen (Mandl & Krause, 2001). Der eine Ansatz besteht in der direkten Förderung der Lernkompetenzen durch spezifische Trainingsmaßnahmen. Hierbei geht es gezielt um die Erarbeitung spezifischer Lernstrategien und Lerntechniken (z. B. zur Texterfassung, zur Präsentation, zum Lernplan, zur Moderation von Gesprächsrunden oder zu Internetrecherchen). Diese Selbststeuerungsstrategien und - techniken werden direkt in entsprechenden Veranstaltungen vermittelt und von den Lernenden angewendet und geübt. Der andere und damit indirekte Ansatz besteht darin, Lernarrangements so zu gestalten, dass erworbene Selbststeuerungsstrategien und -techniken im Lernalltag trainiert werden können. Die beiden Ansätze sollten sich ergänzen. Manche Lernarrangements setzen bestimmte methodische Kenntnisse und Fertigkeiten voraus. Entscheidend ist jedoch, dass diese erworbenen Strategien auch immer wieder unter realen Bedingungen angewandt und weiter verfeinert werden.

Tabelle 1: Änderungen im Tätigkeitsspektrum der Lehrenden nach Konrad und Traub (1999, S. 45)

Merkmale	Traditioneller Unterricht	Selbstgesteuertes Lernen
Lernziele/ Lerninhalte	Ausschließlich fachlich-inhaltlich orientierte Lernziele	- Ergänzend zu vorgegebenen Grobzielen auch aushandelbare individuelle Lernziele - Entwicklung von individueller Selbstlernkompetenz
Lernkontrolle/ Lernerfolgsbilanz	Klausuren sowie mündliche, schriftliche, praktische Prüfungen	- Vermehrt individuell-bezugsnorm-orientierte Leistungskontrollen - Arbeiten mit Kompetenzrastern, Reflexionsgesprächen, Lernkontrakten
Unterrichtsmethoden	i. W. Lehrervortrag unterstützt durch Medien, fragenderarbeitender Unterricht	- offene Methoden (Leittextmethode, Projekte, POL, Fallarbeit u. a.) - Gestaltung von Lernumgebungen
Selbstverständnis des Lehrers	Lehren, instruieren, Prüfen	- Beraten, begleiten, motivieren - Fachlich unterstützen, Lernhilfen anbieten - entwickeln von Selbstlernkompetenz
Curricula	geschlossene Curricula	halboffene, je nach Kontext auch offene Curricula

Eine weitere zentrale Aufgabe des Lehrenden besteht in der Lernberatung. Auf der Grundlage verschiedener Beratungskonzepte (für einen Überblick vgl. z. B. Klein & Reutter, 2005; Siebert, 2006) lässt sich die Entwicklung von Lernkompetenzen bei Lernenden wesentlich unterstützen. Gudjons geht davon aus, dass Beraten zu den Grundfunktionen des Lehrerberufs gehört. Nach seinen Ausführungen durchzieht Beratung „… als spezielle Kommunikationsform den gesamten schulischen Alltag." (Gudjons, 2005, S. 7). Der Bedarf an Beratung wächst, auch Beratungsanlässe und Beratungsfelder werden vielfältiger. Im Vordergrund stehen u. a. Verhaltens- und Lernprobleme, Konflikte unter Schülern sowie Fragen zur Leistungsbeurteilung. Aber auch private Probleme erfordern gelegentlich Beratung durch den Lehrer. Lernberatung sollte sich jedoch nicht nur an Störungen orientieren, sie kann auch fachliche oder methodische Hilfen (z. B. Techniken zur Textanalyse oder zur Nutzung von Medien) einschließen (Siebert, 2006).

Zum erfolgreichen Selbstgesteuerten Lernen gehört auch, dass der Lehrende die eigenen Überlegungen zu Lernzielen, Lerninhalten sowie zur Gestaltung des Lernens mit den Interessen und Ressourcen der Lernenden kompatibel zu machen. Dies erfordert eine sichtbare Offenheit sowie eine Kooperationsbereitschaft in Aushandlungsprozessen mit den Lernenden.

Selbstgesteuertes Lernen erfordert auch einen anderen Umgang mit Lernleistungen. Die Bewertung der Lern-leistung sollte nicht unabhängig vom Lernen gesehen werden, vielmehr sollte sie im Sinne von Lernreflexion und Lernevaluation zu einem wesentlichen Bestandteil des Lernprozesses werden. Die Leistungsbeurteilung in unseren Bildungseinrichtungen orientiert sich jedoch primär an traditionellen und im Wesentlichen gesell-schaftlichen Erwartungen. Insofern erscheint eine Reform der Lernleistungen unumgänglich. So sollten die konventionelle Formen von Leistungskontrollen (v. a. Klausuren, mündliche Prüfungen) durch stärker pro-dukt- und prozessorientierte sowie individuell bezugsnormorientierte Elemente (Rheinberg, 2004) erweitert werden. Hierzu zählen z. B. Lernkontrakte mit Lernenden, Prozessbeobachtungen beim Lernen, Selbst- und wechselseitige Bewertung, beauftragte Bewertung, Lerntagebuch, Feedback zu Präsentationen und Zertifika-te für besondere Lernleistungen (Winter, 2004).

Abschließend sei noch angemerkt, dass die beschriebenen Verfahren im Schulalltag durchaus ohne großen Aufwand genutzt werden können. Allerdings empfiehlt es sich, im Rahmen der Curriculumsentwicklung ein durchgängiges und in sich schlüssiges Konzept zur Leistungsbewertung zu entwickeln und mit allen Betei-ligten zu kommunizieren. Dies ermöglicht dann auch im Hinblick auf die Förderung der Selbstlernkompe-tenzen eine gezieltere Nutzung. Zudem ließe sich die Vielfalt der verschiedenen Verfahren und Instrumente auch in einem Portfolio-Konzept bündeln.

3.3 Selbstgesteuertes Lernen aus Sicht der Institution

Die Idee des Selbstgesteuerten Lernens tangiert neben den in diesem Zusammenhang primär agierenden Per-sonen (Lehrende/Lernende) vor allem die Institutionen, in denen Lehren und Lernen stattfinden soll. Der Übergang von der Wissensvermittlung hin zur Aneignung von fachlichen und überfachlichen Kompetenzen erfordert eine neue Lernkultur (Kirchhöfer, 2005) Bildungseinrichtungen müssen sich verändern. Sie sollten den individuellen und kollektiven Ressourcen des Lernens sowie die Vernetzung der Lernorte mehr Beach-tung schenken. Die sukzessive Einführung von Lehr-/Lernkonzepten mit erhöhten Anteilen an Selbstgesteu-ertem Lernen bedeutet allerdings für Bildungseinrichtungen eine große Herausforderung. Die Veränderungs-prozesse haben vielfältige Auswirkungen auf die beteiligten Personen, sie erschüttern häufig auch gewachse-ne institutionelle Strukturen. Insofern erfordert eine Implementierung von Elementen des Selbstgesteuerten Lernens eine geteilte Verantwortung (Lehrende, Lernende, Leitung der Bildungseinrichtung) und eine offene und wertschätzende Kooperation und Kommunikation über die bevorstehenden Prozesse. Außerdem sollten strukturelle, personale und pädagogische Veränderungen nicht von übereiltem Aktionismus geprägt sein. Vielmehr sollte die Bildungseinrichtung sich als „lernende Institution" (Rolff, 2006, S. 316) verstehen. Dabei trägt die Leitung der Bildungseinrichtung eine besondere Verantwortung. Sie ist „Impulsgeber" und „Pro-zessowner" (Dalin, Rolff & Buchen, 1995, S. 218) und gestaltet damit wesentlich den Rahmen von Entwick-lungs- und Veränderungsprozessen. Sie organisiert die Arbeit in Subteams und sorgt für eine entsprechende Kooperations- und Kommunikationskultur. Hier kann ein gut durchdachtes Wissensmanagement unter Einbeziehung aktueller Informationstechniken (v. a. Intranet) große Entlastung bieten. Die schul- und teaminterne Kommunikation kann außerdem durch gemeinsame Seminare, Reflexionstage, Hospitationsprogramme und kollegiale Beratung unterstützt werden. Entscheidend für eine erfolgreiche Einführung von Selbstlernkonzepten sind jedoch neben einer offenen Haltung aller Beteiligten (Teammitglieder, Leitung und Lernende) qualifizierte Schulungen und Erfahrungsräume für das Erspüren der Möglichkeiten von Selbstgesteuertem Lernen. Im Zuge der konzeptionellen Vorbereitung von alternativen Lehr-/Lernmaßnahmen ist die vorherige Klärung räumlicher, zeitlicher, materieller und personaler Rahmenbedingungen von großer Bedeutung. Der Aufwand zur Einrichtung von Medienecken, Lernquellenpools (Klein & Reutter, 2005) oder Internetarbeitsplätze sowie die Entwicklung alternativer Lernarrangements (z. B. problemorientiertes Lernen oder Projektmethode) sollte daher frühzeitig im Rahmen des Personal- und Finanzetats berücksichtigt werden.

4 Fazit

Das Konzept des Selbstgesteuerten Lernen bietet den Auszubildenden vielfältige Chancen. Es kann Potentiale wecken, die für das weitere Berufsleben und für ein lebenslanges Lernen von großer Bedeutung sind. Allerdings müssen Lernende zu ihrem eigenen Lernen eine reflektierte Haltung einnehmen, denn nur dann können sie ihre Selbstlernkompetenzen entwickeln bzw. auf diese in zukünftigen Lernsituationen zurückgreifen.

Für die Lehrenden verändert sich ihr Arbeitsfeld durch diese Lernform erheblich. Neben der klassischen Unterrichtstätigkeit werden zukünftig beratende und begleitende Aufgaben an Bedeutung gewinnen. Auch die gezielte Förderung der Selbstlernkompetenzen im Rahmen von offenen Unterrichtsarrangements sowie Reformen bei der Leistungsbewertung werden einige Veränderungen im Alltag mit sich bringen. Der sich hier abzeichnende Paradigmenwechsel wird demnach auch bei Lehrenden Verunsicherung hervorbringen. Die Neuorientierung erfordert einen sukzessiven konzeptionellen Umbau der Ausbildung auf allen Ebenen und ist insofern auch mit deutlicher Mehrbelastung und gelegentlicher Orientierungslosigkeit verbunden. Unterstützung kann man sich bei diesen Schulentwicklungsfragen von den Modellversuchen der Bund-Länder-Kommission (Lang & Pätzold, 2006) erhoffen, die auf nahezu allen pädagogischen Ebenen Konzepte zum Selbstgesteuerten Lernen und seiner Implementierung in der Berufspädagogik entwickeln wird. Trotz dieser Mehrbelastung lohnt sich ein Engagement im Hinblick auf Selbstgesteuertes Lernen, denn dieses Konzept bietet auch Lehrenden vielfältige Anregungen zur persönlichen und berufspädagogischen Weiterentwicklung und verhindert ein Stehen bleiben. Denn nichts ist in unserer schnelllebigen Zeit kritischer zu sehen als der Stillstand.

Literatur

Arnold, R. (2001). Die Polarität von Kognition und Emotion in der Erwachsenenbildung: Lernwiderstand als Indikation emotionalen Lernens. *DIE Zeitschr Erwachsenenb, 9*(2), 26-28.

Boekaerts, M. & Minnaert, A. (1999). Self-regulation with respect to informal learning. *Int J Educ Res, 31*(6), 533-544.

Dalin, P., Rolff, H. & Buchen, H. (1995). *Institutioneller Schulentwicklungs-Prozess: Ein Handbuch* (2., völlig neu bearbeitete Auflage). Bönen/Westfalen: Verlag für Schule und Weiterbildung.

Deitering, F. G. (1995). *Selbstgesteuertes Lernen*. Göttingen: Verlag für angewandte Psychologie.

Dietrich, S. (2001). *Selbstgesteuertes Lernen in der Weiterbildungspraxis*. Bielefeld: Bertelsmann.

Faulstich, P. & Grell, P. (2005). Widerständig ist nicht unbegründet – Lernwiderstände in der Forschenden Lernwerkstatt. In P. Faulstich, H. J. Forneck, P. Grell, K. Häßner, J. Knoll & A. Springer (Hrsg.) *Lernwiderstand – Lernumgebung – Lernberatung: Empirische Fundierungen zum selbstgesteuerten Lernen* (S. 18-92). Bielefeld: Bertelsmann.

Gudjons, H. (2005). Ich bin doch kein Psychologe: Beraten als Grundfunktion des Lehrerberufs. *Pädagogik, 57*(6), 6-9.

Kirchhöfer, D. (2005). *Grenzen der Entgrenzung: Lernkultur in der Veränderung*. Frankfurt/Main: Peter Lang.

Klein, R. & Reutter, G. (Hrsg.). (2005). *Die Lernberatungskonzeption: Grundlagen und Praxis*. Baltmannsweiler: Schneider Hohengehren.

Konrad, K. & Traub, S. (1999). *Selbstgesteuertes Lernen in Theorie und Praxis*. München: Oldenbourg.

Lang, M. & Pätzold, G. (2006). Einführung: Selbstgesteuertes Lernen in der beruflichen Erstausbildung. In M. Lang & G. Pätzold (Hrsg.) *Wege zur Förderung selbstgesteuerten Lernens in der beruflichen Bildung* (S. 9-27) Bochum, Freiburg: Projekt.

Lins, C. (1999). Selbstgesteuert lernen, eigenverantwortlich arbeiten. *Wirtsch Weiterb, 11*(6), 52-54.

Mandl, H. & Krause, U. (2001). *Lernkompetenz für die Wissensgesellschaft* (Forschungsbericht Nr. 145, November 2001). München: Ludwig-Maximilians-Universität München, Institut für Pädagogische Psychologie und Empirische Pädagogik. http://epub.ub.uni-muenchen.de/253/1/FB_145.pdf [Zugriff am: 27.06.2011]

Reinmann-Rothmeier, G. & Mandl, H. (1998). Wissensvermittlung: Ansätze zur Förderung des Wissenserwerbs. In F. Klix & H. Spada (Hrsg.) *Enzyklopädie der Psychologie: Themenbereich C Theorie und Forschung, Serie II Kognition, Band 6 Wissen* (S. 457-500). Göttingen: Hogrefe.

Rheinberg, F. (2004). *Grundriß der Psychologie Band 6: Motivation* (5., überarbeitete und erweiterte Auflage). Stuttgart: Kohlhammer.

Rolff, H. (2006). Schulentwicklung, Schulprogramm und Steuergruppe. In H. Buchen & H. Rolff (Hrsg.) *Professionswissen Schulleitung* (S. 296-364). Weinheim: Beltz.

Siebert, H. (2006). *Selbstgesteuertes Lernen und Lernberatung: Konstruktivistische Perspektiven* (2., überarbeitete Auflage). Augsburg: Ziel.

Straka, G. A. (2006). Lernstrategien in Modellen selbst gesteuerten Lernens. In H. Mandl & H. F. Friedrich (Hrsg.) *Handbuch Lernstrategien* (S. 390-404). Göttingen: Hogrefe.

Weinert, F. E. (1982). Selbstgesteuertes Lernen als Vorrausetzung, Methode und Ziel des Unterrichts. *Z Unterrichtswiss, 10*(2), 99-110.

Winter, F. (2004). *Leistungsbewertung*. Hohengehren: Schneider Hohengehren.

Casemanagement und Bettenmanagement: Managed-Care-Instrumente im Krankenhaus

Rebekka Stahl

Gliederung

Zusammenfassung

Im folgenden Beitrag werden zwei Managed-Care-Instrumente – das Casemanagement und das Patienten-management – vorgestellt. Beleuchtet werden sie unter dem Aspekt, ob sie geeignete Managed-Care-Instrumente für das Akutkrankenhaus sind und welchen Beitrag Pflegefachkräfte dabei leisten. Es wird disku-tiert, ob es sich um zwei Systeme handelt, die in der Praxis voneinander profitieren können. Eine kritische Würdigung beider Konzepte wird aus Platzgründen an anderer Stelle vorzunehmen sein.

1 Einleitung

Der Druck auf die bundesdeutschen Krankenhäuser wächst beständig. Steigende Ausgaben im Personal- und Sachmittelbereich sowie fallende Einnahmen durch das pauschalisierte Entgeltsystem der Diagnosis-Related-Groups (DRG) bereiten vielen Krankenhäusern trotz steigender Effizienz (die durchschnittliche Verweildau-er 2009: 8,0 Tage) beträchtliche Existenzprobleme (DKG, 2011). Nach Expertenmeinung verhindert die starre Trennung zwischen stationärer und ambulanter Versorgung die Optimierung der Patientenversorgung auf der einen und die der Kosteneffektivität auf der anderen Seite.

Die Krankenhäuser sind gezwungen, sich mit neuen Versorgungsformen auseinander zu setzen, um die Schnittstellen zwischen ambulantem und stationärem Bereich zu optimieren. Innovation, Koordination und Kooperation sind gefordert, um erforderliche und patientenorientierte Organisationsformen zu entwickeln und einzuführen (Klapper, 2003).

2 Fragestellung und Ausgangslage

Der Wandel vom traditionell organisierten Krankenhaus, in dem die soziale und humanitäre Funktion im Vordergrund steht, hin zu einem Krankenhaus, das seinen Fokus auf ökonomische und marktorientierte Ziele richten muss, ohne dabei den Patienten aus dem Auge zu verlieren, stellt eine große Herausforderung für das System Krankenhaus dar. Der Wunsch nach einem kürzerem Krankenhausaufenthalt und vermehrter ambulanter Versorgung steigt in einer leistungsorientierten Gesellschaft. Die Patienten werden zu Kunden, die älter und kränker, aber auch aufgeklärter und informierter sind. Der medizinische Fortschritt trägt dazu bei, dass ausgedehnte Behandlungen ermöglicht werden. Des Weiteren fordert die gesetzliche Grundlage die Krankenhausorganisationen auf, immer spezifischere berufs- und fachübergreifende Steuerungs- und Lenkungsinstrumente zu etablieren, um die Balance zwischen den ökonomischen Forderungen auf der einen und dem Streben nach Qualität und Kundenorientierung auf der anderen Seite gerecht zu werden.

Um diesen Anforderungen gerecht zu werden, wurde ein Projekt zur Einführung eines „Zentralen Patientenmanagement" in der Medizinischen Klinik des Universitätsklinikums Heidelberg etabliert. Dies war die Ausgangssituation der Autorin, sich mit dem Thema Managed-Care-Instrumente im Krankenhaus auseinander zu setzen. Die Fülle an Begrifflichkeiten, das unterschiedliche Verständnis über die Inhalte sowie die oft schwierige Abgrenzung zwischen den einzelnen Managed-Care-Instrumenten erfordert eine theoretische Vertiefung, um Klarheit für die Realisierung in der Praxis zu erhalten.

3 Begriffsklärung zu „Managed Care"

Mit der Gesundheitsreform im Jahr 2000 kommt es zur Einführung neuer Versorgungsformen. Die gesetzliche Grundlage hierfür ist im § 11 Abs. 4 SGB V hinterlegt. In Bezug auf das Versorgungsmanagement sind dabei folgende Aussagen von Bedeutung:

> „Versicherte haben Anspruch auf ein Versorgungsmanagement [Managed Care, R. S.] (...). Die betroffenen Leistungserbringer sorgen für eine sachgerechte Anschlussversorgung (...). In das Versorgungsmanagement sind die Pflegeeinrichtungen einzubeziehen (...)." (§11 Abs. 4 SGB V)

Nach Haubrock, Hagmann und Nerlinger (2000) sind Ziele des Versorgungsmanagement, der Bevölkerung durch Ausnutzung aller denkbaren Dienstleistungen im Gesundheitswesen eine umfassende Patientenversorgung anzubieten. Mit Wendt (2010) lässt sich ergänzen, dass dieses Ziel eine qualitativ und quantitativ optimale Medizin unter möglichst ökonomischen Bedingungen bedeuten muss. Greulich und Berchtold (2002, S. 3) legen fest, dass Managed Care dabei der „übergeordnete Begriff ist, der sämtliche Instrumente, Methoden, [Prozesse] und Strukturen zur Steuerung bzw. zum Management der Gesundheitsversorgung auf allen Ebenen umschließt". Managed-Care-Instrumente, die vor allem in den Kliniken ihre Bedeutung finden, sind unter anderem:

- **Integrierte Versorgung:** Eine interdisziplinäre fachübergreifende Versorgung, die eine Qualitätsverbesserung der Patientenversorgung im Allgemeinen vorsieht.
- **Disease Management:** Eine allumfassende und qualitativ gute Versorgung für chronisch Kranke, zur Verbesserung der Behandlungsqualität von Patienten mit definierten Gesundheitsstörungen.
- **Clinical Pathways:** Zur Optimierung der Ablauforganisation und des Behandlungsprozess.
- **Case Management** und **Patientenmanagement:** Auf diese wird im Folgenden näher eingegangen.

4 Casemanagement und Patientenmanagement – eine Gegenüberstellung

4.1 Casemanagement

4.1.1 Konzept

Mit der Etablierung des Casemanagement (CM) im Gesundheitswesen wird die Hoffnung verbunden, vor allem im Bereiche kostenintensiver und komplexer Erkrankungen Möglichkeiten zur Prozessoptimierung und damit einen Beitrag zum Ressourcenmanagement zu leisten. Dies meint, mit allen am Prozess Beteiligten zu kooperieren und Einfluss auf bestehende Abläufe und Strukturen zu haben. Dies kann somit als Chance für Veränderungsprozesse in der sich wandelnden Gesundheitsstruktur gesehen zu werden. Ziel des CM ist dabei, in einem komplexen Versorgungssystem einzelne Dienstleistungen miteinander besser zu koordinieren und die Kooperation aller am Prozess Beteiligten zu fördern, vorrangig in der Vernetzung zwischen stationärer und ambulanter Behandlung (Wendt, 2010).

Das Konzept CM umfasst zwei Hauptfunktionen – eine inhaltliche und eine organisatorische. Beide lassen sich zwar getrennt betrachten, fließen aber in der Praxis ineinander und sind eng miteinander vernetzt.

Die inhaltliche Funktion stellt die institutionelle Anbindung des CM dar. Die primäre Aufgabe des CM liegt in der Lösung von Versorgungsproblemen und in der Vernetzung einzelner Versorgungsbereiche mit den Leistungserbringern. Dazu unterscheidet das CM zwischen drei Funktionen (vgl. dazu Ewers, 2005):

1. **Advocacy – anwaltschaftliche Schutzfunktion:** Dies ist die ursprünglichste Form des CM. Ein trägerneutrales CM, das die Klienten begleitet, die auf Grund akut veränderter Lebenssituationen individuelle anwaltschaftliche Unterstützung benötigen.

2. **Broker – beratende Funktion:** Es dient in seiner beratenden Funktion als Vermittler zwischen Nutzern und Anbietern sozial- und gesundheitsrelevanter Dienstleistungen und ist als CM der Kostenträger zu sehen.

3. **Gate-Keeper – selektierende Funktion:** Es vertritt sowohl Klienten, die eine umfassende Versorgung benötigen, als auch Dienstleistungsanbieter, deren originäres Ziel es ist, mit den angebotenen Leistungen eine Gewinnmaximierung zu erzielen. Dabei liegt der Fokus in einer qualitativ guten Gesundheitsversorgung, gepaart mit einer Vermeidung von erhöhten Ausgaben. Ziel ist es, vorhandene Ressourcen der Klienten zu mobilisieren und kostengünstige Hilfsangebote auszuwählen. Die Dienste werden in der Funktion des Leistungserbringers, als sogenanntes hospital based CM angeboten.

Allen diesen Funktionen ist ein prozesshafter Ablauf gemeinsam. Wird das Grundprinzip des CM auf den Klinikalltag übertragen, ergibt sich folgender, beispielhafter Ablauf: Bereits mit der Aufnahme werden die für das CM relevanten Patienten dem CM gemeldet. Nach einer therapeutischen Anamnese und einer ausführliche *Informationssammlung* werden die Patienten vom CM übernommen und fortwährend begleitet. Das CM klärt mit den Patienten, den Angehörigen und dem betreuenden Team den Betreuungsaufwand (*Assessment*) und die daraus resultierenden Maßnahmen (*Hilfeplan*) ab. Dabei wird die Organisation und Koordination aller notwendigen Leistungen mit den beteiligten Disziplinen vom CM übernommen. Die kontinuierliche Überprüfung (*Re-Assessment*) des Hilfeplans sowie daraus resultierende Abweichungen werden zeitnah dem therapeutischen Team, dem Patienten und dessen Angehörigen mitgeteilt (*Monitoring*) und im Hilfeplan entsprechend angepasst.

Etabliert hat sich der Ablauf des CM-Prozesses vor allem in der Betreuung von Patienten mit komplexen und teuren Erkrankungen. In der Regel ist hier eine kontinuierliche Patientenversorgung bezogen auf alle medizinischen, pflegerischen und sozialen Leistungen zwingend. Da das Konzept des CM eine Begleitung über den Klinikaufenthalt hinaus bedeutet, wird bereits kurz nach der Aufnahme die weiterführende Betreuung eingeleitet, so dass der geplanten Entlassung von Seiten des CM nichts im Wege steht. Die *Evaluation* erfolgt wenige Tage nach der endgültigen Entlassung. Ein Vorgehen, das auch im Nationalen Expertenstandard „Entlassungsmanagement in der Pflege" des DNQP (2009) empfohlen wird.

4.1.2 Aufgabe des Case Management

Um die Aufgabe des Case Mangers im *hospital based* CM zu erfüllen, bedarf es neben einer hohen pflegerischen und medizinischen Fachkompetenz der Qualifikation zum Case Manager in Form einer zertifizierten Weiterbildung. Als Grundvoraussetzungen werden vor allem Erfahrungen im Leitungsbereich genannt, um eine Grundlage für die Koordinierungsaufgaben des Case Managers vorzuweisen. Integrations-, Kommunikations- und Kooperationsfähigkeit sowie Moderationskompetenz und Organisationsgeschick zeichnen den Case Manager aus. Innovation, strategisches Denken und Kenntnisse im betriebswirtschaftlichen Bereich werden als selbstverständlich vorausgesetzt (Wroblewski, 2006).

Der Aufgabenbereich des Case Managers in Krankenhäusern der Schwerpunkt- und Maximalversorgung umfasst die Betreuung von Patienten mit komplexen Erkrankungen und der daraus resultierenden umfangreichen medizinischen und pflegerischen Versorgung. Dabei lassen sie sich die Aufgaben in drei Schwerpunkte unterteilen:

1. **Begleitung** schließt den gesamten CM-Prozess ein. Der Case Manager ist Ansprechpartner für den gesamten Aufenthalt.
2. **Koordination** beinhaltet die Terminplanung der Patienten, die Absprache und Organisation der beteiligten Disziplinen sowie die Vorbereitung für Untersuchungen und Absprachen über Verhaltensmaßnahmen vor und nach Eingriffen (Bondong, 2007). Organisation von Versorgungsleistungen und Kontaktaufnahme mit den Kostenträgern, in Absprache mit den Patienten und deren Angehörigen, gehören gleichermaßen dazu.
3. **Überleitung** schließt die Erfassung des zu erwartenden Pflegebedarfs, die Organisation der Entlassung oder Pflegeüberleitung sowie die Überprüfung der angewandten Maßnahmen mit ein.

Der fachliche Austausch mit externen Case Managern, die Überprüfung und Weiterentwicklung bestehender Konzepte, die Rekrutierung und Implementierung neuer Aufgabenfelder sowie die Darstellung nach außen fallen ebenso in den Aufgabenbereich des CM.

Am Universitätsklinikum Heidelberg werden für die Funktion des Case Manager überwiegend Pflegende eingestellt, die über eine langjährige pflegerische und krankheitsspezifische Erfahrung verfügen.

4.2 Patientenmanagement

4.2.1 Konzept

Das Patientenmanagement ist eine Organisationsstruktur, die über eine zentrale Stelle die stationäre Patientenaufnahme, die Organisation der (präoperativen) Diagnostik sowie die Operationsplanung in Zusammenhang mit den zur Verfügung stehenden Ressourcen koordiniert (Friess et al., 2002). Als Synonym wird häufig der Begriff des Bettenmanagements verwendet, wobei unter Aspekten der Patientenorientierung der hier gewählte Begriff des Patientenmanagement der näherliegende ist. In diesem Konzept stehen, wie in Abb.3 dargestellt, die Terminierung aller elektiven (geplanten) Aufnahmen und die Koordination der stationären Betten in Absprache mit der OP- und Bettenkapazität im Vordergrund.

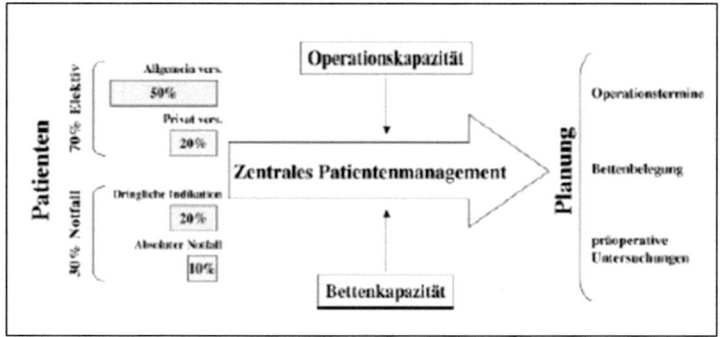

Abb. 3: Koordination und Planungsaufgabe eines Patientenmanagement (Friess et al., 2002, S. 114)

Die Übernahme der gesamten Kommunikation und Organisation mit dem Patienten und den Zuweisern komplettiert das Konzept und wird in Abb. 4 dargestellt.

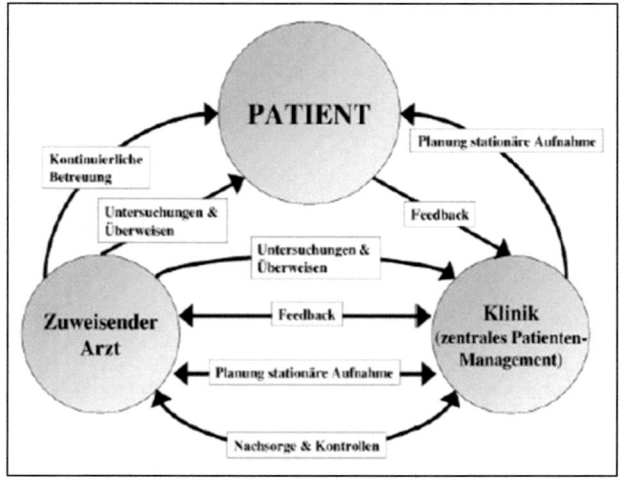

Abb. 4: Interaktion Patient – Zuweiser – Klinik (Friess et al., 2002, S. 114)

Ziele des Patientenmanagement sind:

1. die optimale Auslastung der Betten und Stationen,
2. die Verkürzung der Verweildauer, um den Abrechnungsstrukturen gerecht zu werden,
3. die Planungssicherheit für interne sowie externe Kunden und schließlich
4. das Erreichen einer höheren Patientenzufriedenheit.

Das Einsatzgebiet des Patientenmanagements ist vorzugsweise in Krankenhäusern der Schwerpunkt- und Maximalversorgung vorzufinden, die eine Vielzahl von schwerstkranken Patienten mit komplexen Behand-

lungen betreuen. Meist verfügen sie über einen großen Ambulanzbereich mit vielen verschiedenen Fachabteilungen, verbunden mit einem großen Einzugsgebiet und Patientenzustrom, so dass gerade hier ein hohes
Maß an Koordination und Kooperation notwendig ist, um den Anforderungen gerecht zu werden.

4.2.2   Aufgabe des Patientenmanagements

Aktuell gibt es keine einheitliche und etablierte Qualifizierung zum Patientenmanager. Neben einer hohen
pflegerischer und medizinischer Fachkompetenz werden Erfahrungen im Leitungsbereich, ein hohes Ver-
antwortungsbewusstsein, organisatorische, innovative und problemlösungsorientierte Fähigkeiten, eine aus-
geprägte Methoden- und Handlungskompetenz sowie auch soziale und personale Kompetenz als Voraussetzungen erwartet. Die Hauptaufgabe des Patientenmanagers besteht daher in der Organisation der präoperativen Untersuchungen (Chirurgie) und in der Kooperation der stationären Betten mit den Leistungsstellen
(OP).

In allen beschriebenen Patientenmanagementsystemen arbeiten Pflegefachkräfte und Ärzte partnerschaftlich
in einem interdisziplinären Team zusammen. Dabei gliedert sich die Aufgabe in drei Bereiche (vgl. dazu
Fritz & Gerling, 2007; Strahler, 2005):

5. **Abklären** spezieller Fragestellungen und konkrete Angaben an die Einweiser, welche relevanten Untersuchungen im Vorfeld nötig sind, sowie die Terminierung fehlender Untersuchungen mit den unterschiedlichen Fachabteilungen

6. **Planung** der Einbestellungen, die komplette Bettenbelegung der Stationen und die Koordination interner
   und interdisziplinärer Verlegungen, unter Berücksichtigung der Planungsreserve für akute Notfälle und
   der rechtzeitigen Vergabe von Ersatzterminen

7. **Koordination** der Entlassungen mit Einschalten der Pflegeüberleitung und Nachsorge, sofern bei Entlassung Hilfe und Unterstützung notwendig wird

Nicht zu unterschätzen ist die Wirkung durch den Patientenmanager nach außen. Der erste Kontakt und die
Aufnahme sind entscheidend für den Behandlungsverlauf der Patienten. Fachkompetenz, Verbindlichkeit
und Zuverlässigkeit, Anerkennung und Wertschätzung, sowohl den Zuweisern als auch den Patienten gegenüber, vermitteln einen positiven Eindruck, der gesamten Klinik.

Auch diese Aufgabe wird am Universitätsklinikum Heidelberg zum überwiegenden Teil von Pflegefachkräften mit langjähriger Erfahrung, vorwiegend im jeweiligen Bereich, besetzt.

4.3   Zur Rolle der Pflege in den beiden Konzepten

In beiden Konzepten übernehmen häufig Personen mit einer pflegerischen Grundqualifikation die jeweilige
Managementaufgabe.

4.3.1 Unterschiede

Für die Aufgabe des Case Management hat sich eine zertifizierte Weiterbildung etabliert, in der sich Pflegende (und andere Berufsgruppen) weiterqualifizieren können. So ist innerhalb der Pflege ein neues, eigenständiges und fachkompetentes Berufsbild in den Krankenhäusern entstanden. Nach Abschluss der Weiterbildung können die Mitarbeiter des Case Management in Krankenhäusern verantwortlich agieren und werden als gleichwertige Partner in der Betreuung der Patienten wahrgenommen. Sie entscheiden innerhalb ihrer Fachkompetenz selbstständig, welche Maßnahmen notwendig sind und müssen sich lediglich bei organisatorischen Fragen mit den anderen Berufsgruppen absprechen.

Für die Mitarbeiter des Patientenmanagement hat sich bislang noch keine zusätzliche Weiterqualifizierung etabliert. Patientenmanager, meist pflegerische Mitarbeiter, agieren auf Grund ihrer organisatorischen und fachspezifischen Erfahrungen. Ihr Aufgabenschwerpunkt liegt vor allem aber im organisatorischen Bereich. Ihre langjährige Berufserfahrung ermöglicht es ihnen, die Gesamtverantwortung für das prozesshafte Geschehen sowie die Entscheidungsverantwortung für das „Verteilungsmanagement" im Krankenhaus zu übernehmen. Medizinisch-fachliche Entscheidungen werden allerdings in der Regel von den ärztlichen Mitarbeitern des Patientenmanagement getroffen.

Das Case Management reguliert in erster Linie den Aufenthalt eines Patienten im Krankenhaus, unter Einbeziehung von Aspekten des „Vorher" und des „Nachher". Es schafft durch seine klaren Strukturen Transparenz in der Steuerung des Patientenaufenthaltes und entlastet das Klinikpersonal sowohl im administrativen als auch medizinisch-therapeutischen Bereich. Die Transparenz des Patientenmanagements hingegen bezieht sich vor allem auf die Belegungskriterien im Sinne der „Bettenauslastung", ohne sich darum zu kümmern, woher ein Patient kommt und wohin er gehen wird. Die Stationen profitieren von diesem Konzept vor allem dann, wenn ihre Belange mit berücksichtigt werden.

4.3.2 Gemeinsamkeiten

Alle Berufsgruppen in der Organisation Krankenhaus profitieren sowohl vom Case Management als auch vom Patientenmanagement. Fachkompetente und eindeutig definierte Ansprechpartner stehen für Fragen zur Verfügung und bieten den Mitarbeitern in jeglicher Hinsicht einen verlässlichen Partner. Administrative und organisatorische Aufgaben werden, abhängig vom Versorgungssystem, übernommen und lassen Raum für die eigentlichen Kernaufgaben der am Versorgungsgeschehen Beteiligten. Durch die prozesshafte Kernaufgaben in beiden Konzepten (Casemanagement und Patientenmanagement) sind Pflegefachkräfte mit langjährigen pflegerischen und medizinischen Erfahrungen sowie organisatorischen Kenntnisse in der jeweiligen Einrichtung für die Aufgabe mehr als geeignet.

5 Relevanz für die Praxis – ein Resümee

Sowohl Case Management als auch Patientenmanagement haben eine Relevanz in der Krankenhausversorgung: Speziell Krankenhäuser der Maximal- und Akutversorgung, mit schwerer kranken, anspruchsvolleren und besser informierten Patienten und mit komplexen und teuren Behandlungen können von den Versorgungssystemen Case Management und Patientenmanagement profitieren. Beide Versorgungssysteme, ermöglichen es, konträre Ziele wie Qualität, Kundenorientierung und Ökonomie im Gleichgewicht zu halten.

Kooperation, Koordination und Kommunikation mit den am Prozess Beteiligten sind Werkzeuge, die sowohl das Case Management als auch das Patientenmanagement prägen. Um ihre Aufgaben erfüllen zu können, benötigen beide ausführliche Informationen über den Patienten, seine Erkrankung und sein soziales Umfeld.

Das Case Management hat den Anspruch, die Patienten in einem vernetzten Ansatz zu betreuen und schwerpunktmäßig sich in seinen Aufgaben auf die Betreuung der Patienten und deren soziales Umfeld sowie der Organisation der Behandlung und Nachbehandlung bis hin zur Organisation der Entlassung der Patienten zu konzentrieren. Strukturelle und organisatorische Belange, die das Krankenhaus betreffen, gehören primär nicht zu den Aufgaben des Case Management. Hier greift das Patientenmanagement ein, in dem es Untersuchungen abklärt und die Organisation von stationären Betten übernimmt. Beim Patientenmanagement liegt der Schwerpunkt drauf die Patientenaufnahme nach Dringlichkeit der Aufnahme sowie nach Schweregrad der Erkrankung zu planen, Sorge zu tragen, dass Doppeluntersuchungen vermieden und Patienten sowie Zuweiser zeitnah über Änderungen im Ablauf informiert werden.

Beide Systeme (Case Management und Patientenmanagment) sind bemüht, einen Bruch im Behandlungs- und Therapieverlauf zu vermeiden. Durch koordinierte Absprachen erfolgt eine interdisziplinär abgestimmte Planung, die sowohl für den Zeitraum vor, als auch für den Klinikaufenthalt gilt und jederzeit modifiziert werden kann. Die Einbeziehung persönlicher Bedürfnisse sozialer und wirtschaftlicher Art werden berücksichtigt und bei Bedarf in Form von Hilfestellung begleitet. Somit profitieren beide voneinander und begleiten den Patienten umfassend. Das Patientenmanagement hat eine struktursichernde Funktion, während das Case Management dann zum Tragen kommt, wenn die Aufenthaltsverläufe abgestimmt werden müssen.

In den meisten Krankenhäusern, in denen sich die Systeme etabliert haben, kommen sie in ihrer Einzelfunktion vor. Eine Kombination beider Systeme wäre, wie in Abb. 5 zu sehen, künftig anzustreben, um den Bedürfnissen aller am Prozess Beteiligen in ihrer Gesamtheit gerecht zu werden.

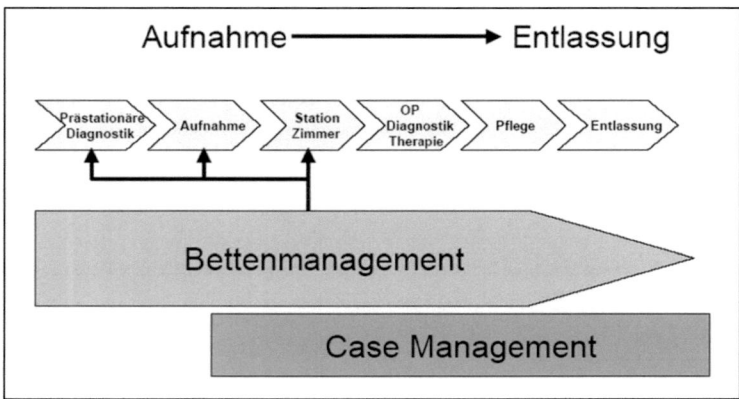

Abb. 5: Zusammenspiel: Bettenmanagement und Case Management (modifiziert übernommen aus Peer, 2006, S. 26)

Diese Kombination hätte den Vorteil, dass sowohl die Patienten und Zuweiser als auch das pflegerische und medizinische Personal eine bessere Planungssicherheit hätte. Beispielhaft ist hier das Klinikum der Universität zu Köln zu nennen, in dem sich diese Kombination inzwischen etabliert hat. Abb. 6 zeigt, wie sich eine solche Verknüpfung etablieren lässt und als zukunftsweisendes Modell für Kliniken der Schwerpunkt- und Maximalversorgung angesehen werden kann.

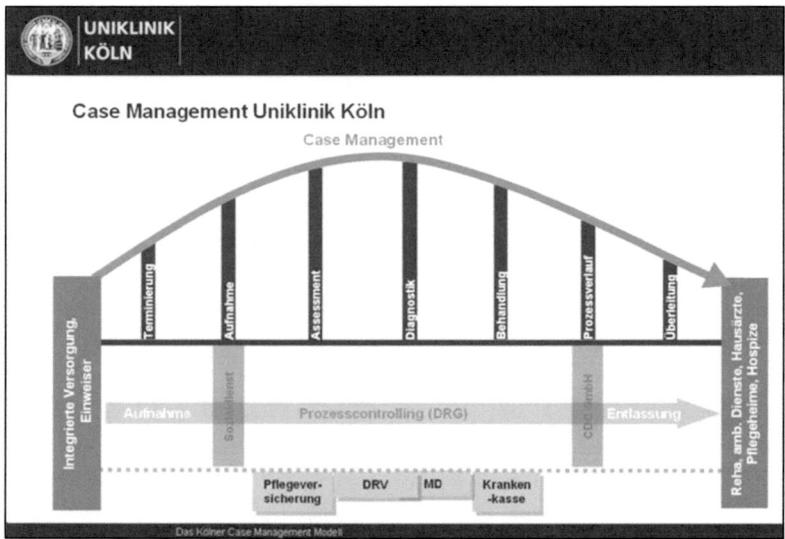

Abb. 6: Case Management Uniklinik Köln (Universitätsklinikum Köln, 2011)

Abschließend ist kritisch zu betrachten, dass die Mitarbeiter des Bettenmanagements lediglich auf ihre Fachkompetenz und Berufserfahrung zurückgreifen können und in vielen Entscheidungen vom ärztlichen Bereich abhängig sind. Das Case Management profitiert dagegen von einer Zusatzqualifikation, mit der innerhalb der eigenen Fachkompetenz Entscheidungsbefugnisse einhergehen. Bei der gleichzeitigen Etablierung beider Versorgungsmanagementsysteme muss über eine gemeinsame Qualifikation nachgedacht werden. Dies wird nicht nur den Einfluss, sondern auch das Ansehen der Mitarbeiter auf das Gesamtsystem deutlich stärken.

Literatur

Bondong, A. (2007). Patienten ganzheitlich betreuen: Case Management in den Autologen und Allogenen Blutstammzell-Transplantation. *KlinikTicker (Mitarbeitermagazin des Universitätsklinikums und der medizinischen Fakultät Heidelberg), 2007*(8), 7.

DKG – Deutsche Krankenhausgesellschaft. (2011). *Krankenhausstatistik* (Foliensatz zur Krankenhausstatistik, 16. Februar 2011). http://www.dkgev.de/med.a/file/9649.Foliensatz_Krankenhausstatistik_20110531.pdf [Zugriff am: 19.06.2011]

DNQP – Deutsches Netzwerk für Qualitätsentwicklung in der Pflege. (2009). *Expertenstandard Entlassungsmanagement in der Pflege: Einschließlich Kommentierung und Literaturstudie* (1. Aktualisierung 2009). Osnabrück: DNQP.

Ewers, M. (2005). Das anglo-amerikanische Case Management: Konzeptionelle und methodische Grundlagen. In M. Ewers & D. Schaeffer (Hrsg.) *Case Management in Theorie und Praxis* (S. 53-90). Bern u. a.: Hans Huber.

Friess, H., Kleeff, J., Büchler, P., Hartwig, W., Schmidt, J., Radnic, S. et al. (2002). Zentrales Patientenmanagement in der Chirurgie. *Chirurg, 73*(2), 111-117.

Fritz, M. & Gerling, K. (2007). Bettenmanagement, Hohe Bettenauslastung durch zentralisierte Koordination. Die Schwester Der Pfleger, 46, 267-269. *Schwester Pfleger, 46*(3), 267-269.

Greulich, A. & Berchtold, P. (2002). *Disease Management: Patient und Prozeß im Mittelpunkt* (2., überarbeitete Auflage). Heidelberg: Hüthig.

Haubrock, M., Hagmann, H. & Nerlinger, T. (2000). *Managed Care: Integrierte Versorgungsformen.* Bern u. a.: Hans Huber.

Klapper, B. (2003). *Die Aufnahme im Krankenhaus: People-Processing, Kooperation und Prozessgestaltung.* Bern u. a.: Hans Huber.

Peer, S. (2006). Möglichkeiten der Prozessoptimierung durch Case Management bei der Versorgung der Patienten im Krankenhaus. In S. Dieffenbach (Hrsg.) *Management-Handbuch Pflege: E 3650* (7. Aktualisierung März 2006, S. 1-44). Heidelberg: Economica.

SGB V. *Fünftes Buch Sozialgesetzbuch - Gesetzliche Krankenversicherung* (Artikel 1 des Gesetzes vom 20. Dezember 1988, BGBl. I S. 2477, das zuletzt durch Artikel 9 des Gesetzes vom 28. April 2011 (BGBl. I S. 687) geändert worden ist).

Strahler, D. (2005). *Feste Ansprechpartner für Patienten: Archiv 2005.* http://www.klinikum.nuernberg.de/DE/ueber_uns/Archiv_Neuigkeiten/2005/zpm.html [Stand: 05.12.2007]

Universitätsklinikum Köln. (2011). *Case Management in der Uniklinik Köln.* http://cms.uk-koeln.de/zentrales-patientenmanagement/content/casemanagement/ [Stand: 22.09.2011]

Wendt, W. R. (2010). *Case-Management im Sozial- und Gesundheitswesen: Eine Einführung* (5., überarbeitete Auflage). Freiburg im Breisgau: Lambertus.

Wroblewski, U. (2006). Pflegerisches Case Management: Konzept für ein Krankenhaus. In S. Dieffenbach (Hrsg.) *Management-Handbuch Pflege E 3550* (7. Aktualisierung März 2006, S. 1-38). Heidelberg: Economica.

Teil 2: Pflege – wie sie ist

Ich, du, wir – Interaktion und Bewegung in der Praxis

Matthias Zündel

Gliederung

Zusammenfassung

Der Beitrag stellt die Ergebnisse des Dissertationsprojektes „Interaktionsorientiertes Bewegungshandeln"
vor. Im Rahmen einer qualitativen Studie wurde die Frage gestellt, wie Pflegekräfte Bewegungssituationen
mit zu Pflegenden gestalten, die nicht in der Lage sind, adäquat verbale Sprache zu verstehen bzw. darauf zu
reagieren. Die Ergebnisse zeigen, dass Pflegekräfte während der Durchführung eine wertschätzende Grund-
haltung haben. In vielen der Videosequenzen, die für die Untersuchung im Pflegealltag aufgezeichnet wur-
den, ist jedoch erkennbar, dass während der konkreten Handlungsgestaltung die Bewegungsausführung mit
dem zu Pflegenden kaum gemeinsam entwickelt wird.

1. Bewegungssituationen in der Pflege

Pflegekräfte unterstützen im Alltag sehr häufig zu Pflegende bei der Ausführung von Bewegungen, was integraler Bestandteil anderer pflegerischer Interventionen ist, wie bspw. dem Ankleiden. Das Forschungsprojekt bezog sich in seiner Fragestellung auf explizite Bewegungssituationen. Damit sind pflegerische Interventionen, wie eine Mobilisation oder eine Positionierung im Bett gemeint, bei denen die Hilfestellung der

Bewegungsausführung den Tätigkeitsschwerpunkt darstellt. Für die Ausführung beherrschen Pflegekräfte in der Regel Techniken oder ein spezifisches *Handling*, das ihnen dabei hilft, Bewegungen einzuleiten und zu begleiten. Begleitet und gerahmt wird die Bewegungsgestaltung im Normalfall durch die Interaktion mit den zu Pflegenden, wenn bspw. angekündigt wird, was der nächste Handlungsschritt ist, wie die Bewegung ausgeführt wird oder wann die Bewegungsausführung beginnt. Grundsätzlich setzen sich Bewegungssituationen also aus zumindest zwei Komponenten zusammen: das Beherrschen einer Technik und die Interaktionselemente. Die Bedeutung der Interaktion für die Unterstützung in Bewegungssituationen wird in der Ausbildung meist nicht explizit behandelt, höchstens mit dem allgemeinen floskelhaften Hinweis, dass Kommunikation mit den zu Pflegenden immer wichtig sei. Diese Randständigkeit lässt sich auch in Bewegungskonzepten wie Kinästhetik oder Bobath diagnostizieren und verdeutlicht, dass eher manuelle Fertigkeiten im Vordergrund stehen (Darmann, 2002; Zündel, 2009).

In unterschiedlichen Bereichen der Pflege gibt es zu Pflegende, die erhebliche Einschränkungen in ihrer verbalen Interaktionsfähigkeit sowohl bei der Artikulation wie auch beim Verstehen haben. Beispiele hierfür finden sich auf Intensivstationen, im Bereich der neurologischen Frührehabilitation oder in der Langzeitpflege bei Menschen mit einer fortgeschrittenen Demenz. Das Erkenntnisinteresse des Forschungsprojektes bestand darin, herauszufinden wie Pflegekräfte die nichtsprachliche Interaktion in Bewegungssituationen bei zu Pflegenden gestalten. Zum Zeitpunkt der Datenerhebung reagierten die zu Pflegenden nicht adäquat auf verbale Sprache. Auch waren keine Gesten über Körpersprache etabliert wie bspw. ein Ja-/Neincode über Blinzeln.

2. Entstehen von Bedeutung in der Interaktion

Die Verminderung der Möglichkeiten in der verbalen Interaktion lässt für die Handelnden ein Problem entstehen, da die stillschweigend angenommenen Grundelemente der Kommunikation – Verstehen bzw. eine adäquaten Reaktion auf verbaler Ebene – nicht mehr gegeben sind. Anders als sonst fehlt bspw. eine Vergewisserung oder Bestätigung darüber, dass ein Gegenüber verstanden hat, was gerade gesagt wurde. Normalerweise könnte dies durch eine verbale Äußerung wie „Ok, ist klar" oder gestisch über das bejahende Nicken mit dem Kopf stattfinden. In längeren Gesprächen zeigt sich häufig im Gesprächsverlauf, wie ein Gegenüber bestimmte Aussagen aufgefasst hat und es ist möglich, dies noch einmal zu korrigieren und damit eine weitestgehende Übereinstimmung in der Bedeutung aufzubauen (Joas, 2004). Bedeutung, und hier zeigt sich der theoretische Bezugspunkt zum symbolischen Interaktionismus, der der Forschungsarbeit wesentlich ist, entsteht über soziales Handeln und ist nicht auf verbale Interaktionsfähigkeiten beschränkt (Mead, 1910, 1978; Zündel, 2009). Für die theoretische Fundierung eines Interaktionsbegriffs ist es wesentlich, dass Mead Kommunikation über den körperlichen Ausdruck nicht als „...evolutionäre Vorstufe[n], sondern als immer gegebene Kommunikationsforme[n]..." (Joas, 1985, S. 17) ansieht. Dadurch ist es auf theoretischer Ebene möglich, dass Bedeutung entsteht, wenn auf ein Zeichen, bspw. die Erhöhung des Muskeltonus oder das Runzeln der Stirn, sinnvoll eingegangen wird. Ableiten lässt sich an diesen Beispielen, wie kompliziert die

Interaktionsgestaltung im Sinne einer adäquaten Bedeutungserfassung und der Reaktion darauf bei dem genannten Personenkreis ist. Eine Festlegung von einem dargebotenen Zeichen auf einen bestimmten Bedeutungsgehalt ist nicht möglich. Das ‚Runzeln der Stirn' kann Ausdruck dafür sein, dass mein Gegenüber etwas nicht verstanden hat. Es kann aber auch bedeuten, dass er oder sie nur sehr angestrengt ist oder sich konzentriert. Die Bedeutungen von Zeichen sind situationsgebunden und können sich nur im interaktiven Annähern der beiden Interaktionspartner herausbilden. Grundbedingung ist, dass Pflegekräfte den zu Pflegerden trotz ihrer sehr eingeschränkten Möglichkeiten die Interaktion nicht absprechen, sondern dargebotenen Zeichen grundsätzlich Bedeutung zuschreiben und sie nicht nur als assoziierte Reaktionen, Reflexe oder pathologische Zeichen deuten. Da die dargebotenen Zeichen der zu Pflegenden nicht in einem stabileren Bedeutungskanon wie der verbalen Sprache verankert sind, bleiben die Situationen vage und die im A ltäglichen sonst impliziten und unproblematisch ablaufenden Interaktionsleistungen werden explizit und problematisch. Inwieweit sich die Deutung eines körpersprachlichen Zeichens als situativ richtig gedeutet verifiziert, zeigt sich im weiteren Verlauf der Handlung durch die folgenden Reaktionen des zu Pflegenden.

3. Darstellung des Projekts

Das Forschungsprojekt fokussierte auf Bewegungssituationen, in denen zu Pflegende in ihrer verbalen Sprachfähigkeit sowohl im Verstehen wie in der adäquaten Reaktion erheblich eingeschränkt sind und auch kein nichtsprachliches Code-System etabliert ist. Datengrundlage sind Videoaufnahmen alltäglicher, pflegerischer Bewegungshandlungen. Die Untersuchung soll darstellen, wie Pflegekräfte diese Bewegungssituationen durchführen und insbesondere analysieren, wie sich die Interaktion zwischen Pflegekraft und zu Pflegendem gestaltet. Deutlich wird an dieser Schwerpunktsetzung die Annahme, dass für eine qualifizierte Ausführung der Bewegungssituation neben einer Technik des Bewegungshandelns auch eine nichtsprachliche Interaktionskompetenz notwendig ist. Fokussiert wird auf eine alltägliche, pflegerische Arbeitssituation, in der die spezifischen Kompetenzanforderungen analysiert werden. Die Forschung kann damit den „Studies of Work" zugerechnet werden (J. R. Bergmann, 2006).

7.1 Datenbasis und Feldaufenthalt

Datenbasis für die Auswertung sind 18 Filme aus der Pflegepraxis. Aufgenommen wurden auf Seiten der Pflegekräfte neun Frauen und drei Männer und auf Seiten der zu Pflegenden fünf Männer und drei Frauen. Ein zu Pflegender lag auf der Intensivstation, drei lebten in einem Altenpflegeheim und vier waren auf einer neurologischen Frührehabilitation. Die Altersstruktur der zu Pflegenden liegt zwischen 19 und 94 Jahren. Die Filmdauer variiert zwischen fünf bis 20 Minuten. Vor der Aufnahme der Videos hielt sich der Forscher meist mehrere Tage im Feld als Krankenpfleger auf. Damit konnte eine vertrauensvolle Basis aufgebaut werden und die Akzeptanz für den Forscher und das Forschungsvorhaben erhöhte sich. Die Videosequenzen entstanden während des normalen Tagesablaufes, wenn sowieso eine Positionierung oder Mobilisation der zu Pflegenden anstand. Die Anwesenheit eines Forschers mit einer Videokamera könnte vermuten lassen, dass dies Auswirkung auf die Handelnden hat. Studien zu diesem Thema zeigen, dass vor allem zu Beginn einer

Situation ein Effekt darstellbar ist, dieser aber im Verlauf der Handlung nachlässt (Jordan & Henderson, 1995; Laurier & Philo, 2006). Dieses Phänomen wird mit dem Begriff der Reaktanz beschrieben. Diese lässt sich in den Aufnahmen des Projekts vor allem dann feststellen, wenn der Forscher bspw. durch das Wegschieben eines Infusionsständers die Aufmerksamkeit auf sich gelenkt hat. In diesen Situationen blicken die Pflegekräfte für einen Moment auf und verlassen damit die eigentliche Handlung der Bewegungsausführung. Auch in Anfangssituationen ist Reaktanz in den Filmen darstellbar, wenn Pflegekräfte zunächst mit dem Forscher sprechen und nicht mit der Handlung beginnen. Insgesamt weisen die Aufnahmen jedoch einen hohen Alltagscharakter auf. Die Pflegekräfte bestätigten dies bei der Betrachtung der Videodaten – auch in den Situationen, die in der späteren Analyse kritisch aufgegriffen wurden. Falls doch ein systematischer Effekt in den Daten vorhanden ist, dann ist davon auszugehen, dass dieser zu einer Verzerrung führt, die die Ergebnisse dahingehend verfälschen, dass sie positiver sind als in der normalen Alltagspraxis.

7.2 Datenauswertung

Die Analyse der Daten orientierte sich an der Video-Interaktions-Analyse (VIA) (Knoblauch, 2004). Diese rekurriert auf natürliche Daten, die im normalen Alltag entstehen und nicht extra für die Aufnahmesituation konstruiert werden. Weiter wird eine sequentielle Auswertung der Daten verfolgt, bei der die zeitliche Dimension berücksichtigt bleibt. Deutungen nehmen also keinen Bezug auf noch folgende Sequenzen im Datenmaterial. Sequenzbildung in der VIA findet in Anlehnung an die Konversationsanalyse durch Redezüge statt (*turn-taking*) (J. R. Bergmann, 1988; Eberle, 1997). Die vorliegenden Videodaten beinhalten viele nichtsprachliche Anteile, was dazu führte, die Orientierung des *turn takings* auf Handlungszüge zu übertragen. Sequenzen haben sich also sowohl durch sprachliche Hinweise der Pflegekräfte, hauptsächlich jedoch durch Handlungsakte abgebildet. Bei der konkreten Interpretationsmethodik werden Elemente der Grounded Theory eingesetzt, die eine sinnvolle Ergänzung der VIA darstellen kann (Knoblauch, 2004). Zunächst ist jede Handlungssequenz, die häufig nur einige Sekunden lang ist, mit Hilfe eines Zitatmemos des Bildes versprachlicht worden. Im Anschluss daran fand eine offene Kodierung statt (Strauss & Corbin, 1996). Dieser offene Code wurde über ein Codememo beschrieben. Im weiteren Verlauf wurden Beziehungen zwischen den einzelnen Codes hergestellt (axial kodiert) und ein übergeordnetes Memo zu diesen Beziehungen verfasst. Die vorgefundenen Beziehungen wurden mit dem weiteren Material überprüft, um dann im selektiven Kodieren eine Kernkategorie auszubilden. Die Datenanalyse hat hauptsächlich durch den Autor stattgefunden. Jedoch sind in verschiedenen Gruppen (im Promotionskolleg „NutzerInnenorientierte Gesundheitssicherung", im Doktorandenkolleg der Erstbetreuerin, in zwei eigenen Lehrveranstaltungen mit Studierenden, mit einer Kollegin aus dem Kolleg, die selbst ein Grounded Theory Projekt durchgeführt hat) einzelne Videoausschnitte analysiert bzw. sind zu einem späteren Analysezeitpunkt Teilergebnisse durch die Anderen validiert worden (Zündel, 2009).

7.3 Ethische Aspekte

Das Forschungsprojekt hat vielfältige forschungsethische Implikationen. Die zu Pflegenden mit der starken Einschränkung in der Interaktion und der fehlenden Möglichkeit, selbst in das Projekt einwilligen zu können, sind als hoch vulnerabel einzuschätzen. Auch die Pflegekräfte haben eine hohe Vulnerabilität, da sie ja über das Bild identifizierbar bleiben (Schnell & Heinritz, 2006). Für die Analyse der Daten ist es wichtig, dass die Mimik erhalten bleibt, was damit eine Anonymisierung der Beteiligten nur zum Teil ermöglichte. Die Ethikkommission der Universität Bremen fühlte sich zum angefragten Zeitpunkt nicht für dieses Projekt zuständig. Die Informationsmaterialien, wie die Zustimmung zur Datenanalyse sowie eine gesonderte Zustimmung zur Verwendung der Bilddaten bei Vorträgen etc. wurden mit einem Kurzexposé der Ethikkommission der Deutschen Gesellschaft für Pflegewissenschaft vorgelegt. Das Projekt wurde nicht mit dem Ziel eines Clearingverfahrens, sondern zur Beratung eingereicht. Die Beratungsergebnisse der Ethikkommission sind dem Autoren in einem persönlichen Gespräch durch die damalige Sprecherin der Sektion Prof. Dr. Großklaus-Seidel übergeben worden und bildeten neben der internen Reflexion und Beratung an der Universität Bremen mit der Erstbetreuerin sowie im Kolleg „NutzerInnenorientierte Gesundheitssicherung" die Basis eines positiven Votums für die Durchführung des Projektes. Sowohl vor wie auch während und nach der Datenerhebung sind zahlreiche ethische Reflexionen und Entscheidungen notwendig geworden. Es ist bspw. auf einen Erstkontakt zu gesetzlichen Betreuern (meist waren es nahe Angehörige) verzichtet worden, wenn das Pflegeteam vor Ort zu der Einschätzung kam, dass dies zu einer Belastung in der Beziehung zwischen Team und den gesetzlichen Betreuern führen könnte. Die Pflegekräfte sind in der Feldphase während des gemeinsamen Arbeitens angefragt worden. Nachdem ihnen die Informationen schriftlich ausgehändigt worden sind, gab es meist noch mehrere kleinere Gespräche in Pausensituationen, bevor die Pflegekräfte eine Entscheidung getroffen haben. Nach der Feldphase sind die Videodaten so weit als möglich anonymisiert worden (Balken über dem Namensschild, wenn dies zu sehen war). Dass es sich bei den Videodaten nur über eine Teilanonymisierung handelt, ist von Anfang an offen in der Institution mit den Pflegekräften sowie den gesetzlichen Betreuern angesprochen worden und ist auch Teil der schriftlichen Information, die die Beteiligten erhielten. Die Institutionen sowie die Namen der zu Pflegenden und der Pflegekräfte sind nur dem Durchführenden der Untersuchung bekannt und zugänglich. Einverständniserklärungen und Videodaten sind unabhängig voneinander aufbewahrt, wobei die Videodaten auf einer externen Festplatte in einem abschließbaren Schrank gelagert sind. In allen geschnittenen Videosequenzen wird beim Abspielen „© Zündel, Uni Bremen" eingeblendet. Dies verhindert natürlich keinen Missbrauch, macht jedoch eine eindeutige Zuordnung möglich.

4 Ergebnisse der Untersuchung

Die Ergebnisse der Untersuchung zum Bewegungshandeln teilen sich in zwei Hauptkategorien: *Interaktionssituationen gestalten* und *Bewegungssituationen gestalten*. Bei der ersten Kategorie handelt es sich um Situationen, die einen klaren Interaktionsbezug erkennen lassen. In diesen Situationen steht also die Interaktion im Zentrum des Handelns der Pflegekräfte. Die zweite Kategorie *Bewegungssituationen gestalten* beinhaltet

Elemente der Gesamthandlung, die mehr das konkrete Bewegungshandeln abbilden, und bei der die Interaktion nicht im Fokus steht.

4.1 Interaktionssituationen gestalten

Diese Kategorie teilt sich in weitere Unterkategorien auf: *Begrüßung und Ankündigung der Handlung, Verabschiedung, Handlungsschritte vor der Durchführung erklären, Sich rückversichern ob alles in Ordnung ist, Erläuterungen geben.* Ohne im Einzelnen auf jede dieser Unterkategorien eingehen zu können, zeigt sich schon in den Kategoriennamen, dass Sprache für Pflegekräfte ein wichtiges Instrument ist, um die Handlung und das, was darin geschieht, zu rahmen. Kennzeichnend für diese Kategorie ist, dass ein direkter verbaler Interaktionsbezug auf den zu Pflegenden stattfindet. Währenddessen werden keine Bewegungen ausgeführt. In den Videos wird deutlich, dass es in diesen Situationen eine deutliche Hinwendung zu den zu Pflegenden gibt. Die Pflegekräfte verändern ihre Position so, dass sie Blickkontakt aufbauen und nehmen dann direkten verbalen Interaktionskontakt auf. Die Interaktionselemente, die die Pflegekräfte dabei einsetzen, sind neben dem Sprechen der Blick und die Berührung. Diese Elemente werden unterschiedlich miteinander kombiniert. Blicke zeigen sich häufig zu Beginn als Kontaktaufbau zu den zu Pflegenden, im weiteren Verlauf wird über sie der Kontakt gehalten. Berührungen werden in den Videos eingesetzt, um einen Kommunikationsaufbau zu gestalten (bspw. in Form einer Initialberührung). Durch Berührungen bzw. Veränderungen des Berührungsortes oder der -intensität wird die Handlung strukturiert, indem bspw. damit deutlich gemacht wird, dass der nächste Handlungsschritt folgt. Sprache wird häufig für die direkte Ansprache benutzt. In einigen Videosequenzen ist sie nur eine Teilkomponente der Interaktion. In anderen wird sie sehr exponiert und fast ausschließlich eingesetzt. In den Situationen aus der Kategorie *Interaktionssituationen gestalten* zeigen Pflegekräfte, dass sie eine Grundhaltung haben, in der sie den zu Pflegenden ernst nehmen und ihn mit einzubeziehen versuchen. Gestaltet sich die Interaktion dabei wesentlich durch die Verwendung der Verbalsprache, bleibt jedoch zu hinterfragen, inwieweit dies dem spezifischen Klientel gerecht wird und ein Verstehen möglich ist. Zeichen der zu Pflegenden als Reaktion auf das Interaktionsangebot der Pflegekräfte treten nicht in allen Videosequenzen auf. Elemente, die hier von den Pflegekräften wahrgenommen werden können, sind Veränderungen, die über die Wahrnehmungskanäle des Sehens, des Hörens und des Spürens aufgenommen werden können. Die Veränderung des Muskeltonus, die eine Pflegekraft über ihre Hand beim zu Pflegenden spürt, ist jedoch nicht über das Medium Video abbildbar.

4.2 Bewegungssituationen gestalten

Die Kategorie *Bewegungssituation gestalten* umfasst alle Handlungsabläufe der Bewegungshandlung, die nicht eine explizite Interaktionssituation sind, und unterteilt sich in die drei Unterkategorien *Tätig sein, Mit Impulsen des zu Pflegenden umgehen, Gemeinsam handeln.* Die Unterkategorien nehmen dabei unterschiedliche Perspektiven ein. *Tätig sein* zeigt, inwieweit Pflegekräfte im Handeln Interaktionsangebote machen, während in *Mit Impulsen des zu Pflegenden umgehen* der Fokus darauf liegt, wie körperliche Zeichen des zu Pflegenden in die Bewegungshandlung aufgenommen werden. Der reaktive Einbezug von Impulsen der zu

Pflegenden steht hier im Vordergrund. *Gemeinsam handeln* umfasst Situationen, in denen es zu einer gemeinsam gestalteten, interaktiven Bewegungssequenz kommt.

4.2.1 Tätig sein

In der Unterkategorie *Tätig sein* konnten die Elemente, die eine Pflegekraft aktiv zur Interaktionsgestaltung nutzt, differenzierter ausgearbeitet werden. Blicke werden benutzt, um eine Interaktion zu beginnen, um sich als Pflegekraft zu vergewissern, ob alles in Ordnung ist und um den Kontakt zu halten. Sprache findet Verwendung in der direkten Ansprache und der Verabschiedung. Sie übernimmt während der Bewegungshandlungen teilweise eine Signalfunktion, Erklärungen werden über sie gegeben oder das Handeln verbal begleitet. Mit Berührungen werden Interaktionen begonnen oder aufrechterhalten. Daneben haben sie die Funktion, Bewegungen einzuleiten und zu führen, sowie Nähe zu zeigen und über die Berührung etwas zu erklären. Die Unterkategorie *Tätig sein* ist noch weiter in sich differenziert. Die Untercodes werden nachfolgend in Klammern in den Text eingefügt. In der Analyse konnten Handlungselemente identifiziert werden, in denen Interaktion keine Bedeutung beigemessen wird *(Keinen Bezug herstellen)*. In diesen Sequenzen wird deutlich, dass die Pflegekraft sich komplett auf ihre Tätigkeit konzentriert und den zu Pflegenden dabei nicht mit einbezieht. Weiter lassen sich Situationen darstellen, in denen die Pflegekräfte kurz ins Gesicht der zu Pflegenden schauen, sich dann aber wieder ihrer Tätigkeit zuwenden *(Bezug durch Blick ins Gesicht)*. In der Deutung dieser Situationen können diese vor allem als Rückversicherung verstanden werden, ob gerade im Moment auf Seiten des zu Pflegenden alles in Ordnung ist. Sie haben damit eine wichtige Funktion innerhalb des Handelns, können jedoch nicht als Interaktion verstanden werden, die darauf abzielt gemeinsam mit dem zu Pflegenden die Situation zu gestalten. Der Interaktionsbezug über Sprache *(Bezug durch Sprache herstellen)* findet in einigen Videos in Form von Ankündigungswörtern statt wie bspw. ein verbal ausgesprochenes „Achtung" kurz bevor die Handlung beginnt. Hier lässt sich zwar ein Strukturelement der Handlung identifizieren, jedoch bleiben diese immer als einzelne Impulse isoliert stehen. Die weitere Bewegungsausführung bleibt in der Hand der Pflegekraft. Sehr häufig wird in den Bewegungssituationen handlungsbegleitend mit den zu Pflegenden geredet. Pflegekräfte verbalisieren während der Durchführung ihrer Tätigkeit ihr Handeln. Es finden sich andere Sequenzen im Datenmaterial *(Bezug durch Blick, Sprache und Berührung herstellen)*, in denen Pflegekräfte durch eine Kombination von Sprache, Berührung und Blick versuchen, dem zu Pflegenden deutlich zu machen, was passiert. Sie ermöglichen damit eine Partizipation an der Handlung, versuchen jedoch nicht, die zu Pflegenden aktiv als Kommunikations- und Handlungspartner in die Gestaltung der Bewegungssituation zu integrieren.

4.2.2 Mit Impulsen des zu Pflegenden umgehen

Die Kategorie *Mit Impulsen des zu Pflegenden umgehen* beinhaltet, wie die Pflegekräfte auf Zeichen der zu Pflegenden eingehen. Sie ist ebenfalls noch weiter in sich differenziert, die Codes werden wieder in Klammern angegeben. Die oben bereits erwähnten Wahrnehmungskanäle der Pflegekräfte sind in sich weiter differenziert worden. Mit Hilfe des Sehens ist es möglich, Mimik und Gestik wahrzunehmen, Anspannung zu sehen oder Bewegungen zu erkennen. Durch das Hören können Laute oder Sprache sowie die Atmung oder Atemgeräusche wahrgenommen werden. Mit Hilfe des Spürens ist es möglich, Veränderungen von Anspannung oder Entspannung gewahr zu werden, wobei auf die Einschränkungen durch das Medium Video bereits hingewiesen worden ist. In der weiteren Differenzierung lassen sich in den Videos Sequenzen darstellen, in denen auf Impulse des zu Pflegenden gar nicht eingegangen werden kann, weil die Pflegekraft diese aufgrund ihres Standortes oder Blickwinkels gar nicht wahrnehmen konnte *(Auf Impulse nicht eingehen: Impulse nicht wahrnehmen können)*. Darüber hinaus lassen sich Situationen identifizieren, in denen auf Impulse des zu Pflegenden trotz Wahrnehmbarkeit nicht eingegangen wurde *(Auf Impulse nicht eingehen: Impulse wahrnehmen können)*. Inwieweit die Pflegekraft diese nicht wahrnimmt, weil sie diesen keine Bedeutung zuspricht oder ob sie aufgrund der Schwere der Tätigkeit so mit ihrer Aufmerksamkeit gebunden ist, dass sie diese nicht wahrnehmen kann oder bewusst nicht darauf eingehen will, bleibt offen. Festgehalten werden kann, dass keine sichtbare Reaktion auf die Zeichen der zu Pflegenden erfolgt. In anderen Situationen nehmen Pflegekräfte zwar die Zeichen eines zu Pflegenden wahr, nehmen diese aber nicht in ihr Handeln auf, sondern unterbinden diese *(Mit Impulsen des zu Pflegenden umgehen: Impulse unterbinden)*. Dies deutet darauf hin, dass Pflegekräfte zum Zeitpunkt der Wahrnehmung des Interaktionszeichens nicht interagieren wollen oder können, bspw. weil sie sich wieder auf die Ausführung ihrer Tätigkeit konzentrieren müssen. In diesen Momenten ist von Seiten der Pflegekräfte kein Interesse an der gemeinsamen Gestaltung der Situation erkennbar. In anderen Videoausschnitten gehen die Pflegekräfte kurz auf die Zeichen der zu Pflegenden ein, ohne dass dies zu einer weiteren Konsequenz im Handeln führen würde *(Auf Impulse eingehen: Auf Impulse beiläufig reagieren)*. Pflegekräfte weisen den Zeichen eine Bedeutung zu, bleiben jedoch in ihrer Handlungsabfolge und versuchen nicht, diese dahingehend zu adaptieren, dass es zu einem gezielten Einbezug der Interaktionszeichen kommt. In anderen Situationen wird die Handlung aufgrund der Zeichen der zu Pflegenden unterbrochen *(Auf Impulse eingehen: Durch Impulse Innehalten)*. Pflegekräfte steigen aufgrund der Interaktionszeichen aus der Handlung aus. Die Pflegekraft kommt zu dem Schluss, dass aufgrund der Zeichen eine Handlungsunterbrechung sinnvoll ist. Damit zeigt sie, dass sie diese als bedeutungsvoll deutet und gibt ihnen darüber hinaus eine bestimmte Bedeutungszuschreibung. Die zu Pflegenden erleben die Möglichkeit, das Handlungsgeschehen beeinflussen zu können. In anderen Beispielen wird den zu Pflegenden eindeutig eine Willensbekundung durch die dargebotenen Zeichen zugesprochen, die akzeptiert wird *(Auf Impulse eingehen: Impulse als absichtsvolle Willensäußerung deuten)*. Es wird von Seiten der Pflegekraft nicht weiter mit der Tätigkeit fortgefahren, sondern in dem Zeichen eine Willensbekundung gesehen, die zur Veränderung des eigenen Handlungsplanes führt.

4.2.3   Gemeinsam handeln

In der Kategorie *Gemeinsam handeln* kommt es zur Integration von sowohl aktiven Interaktionsanteilen als auch wahrnehmenden Interaktionsteilen – eine Bewegungssituation wird gemeinsam gestaltet. An einem versprachlichten Beispiel eines Videos soll dies deutlich werden. Es geht dabei um die Vorbereitung der A-Lagerung während einer Umpositionierung:

„**Beschreibung:** Zu Beginn fasst die Pflegekraft mit ihrer linken Hand unter den Hals des zu Pflegenden und stützt diesen ab. Die rechte Hand ist an der rechten Seite des Kopfes. Ihr Körper ist dem zu Pflegenden zugewandt, wohin ihr Blick geht, ist auf Grund des Bildausschnittes in diesem Moment nicht sichtbar. Sie sagt, während der rechte Arm von ihr zum Kopf geht: „Den Kopf noch mal ein bisschen mit anheben." Beim zu Pflegenden beginnt eine Streckbewegung im linken Arm, die mit einer Innenrotation verbunden ist. Die Pflegekraft sieht dies, nimmt den linken gestreckten Arm in ihre rechte Hand und sagt dann: „Ich helf Dir noch mal." Dann wird der Kopf angehoben und sie sagt: „Genau." Während des Anhebens des Kopfes kommt es im Gesicht des zu Pflegenden zu einer Reaktion, die Lippen bewegen sich. Der Arm des zu Pflegenden liegt dann wieder relativ entspannt an seiner linken Seite. Die Pflegekraft setzt ihre Handlung fort und positioniert die Kissen.

Deutung: Die Pflegekraft sieht hier eine klare Reaktion des zu Pflegenden, als sie den Kopf anheben will. Sie deutet diese Streckung des Armes als den Versuch des zu Pflegenden, den begonnen Bewegungsimpuls mit auszuführen. Sie greift daraufhin zu seiner Hand und unterstützt ihn in seinem eigenen Bewegungsversuch. Nachdem der Kopf dann etwas erhöht ist, kann der zu Pflegende die Spannung dort auch wieder etwas abgeben. Die Spannung baut sich auch erst auf, als die Pflegende den Bewegungsimpuls über den Hals einleitet. Sie integriert in ihr Handeln einen Eigenimpuls des zu Pflegenden und versucht, ihn in der Ausführung seiner Bewegung zu begleiten. Damit bekommt die Gesamtsituation ein völlig anderes Gewicht, weil die Pflegekraft ihren Plan verlässt bzw. flexibel hält und den zu Pflegenden in seinen Kompetenzen unterstützt. Sie nimmt ihn als Interaktions- und Handlungspartner ernst und lässt sich darauf ein, das Handeln mit ihm gemeinsam zu gestalten. Durch das Verhalten der Pflegekraft wird es für den zu Pflegenden überhaupt möglich, seine eigenen Kompetenzen einzubringen und aktiv die Handlung mitzugestalten (Zündel, 2009, S.193 f.)".

5 Resümee und Relevanz

Insgesamt zeigt die Analyse, dass Pflegekräfte eine Grundhaltung haben, die versucht die zu Pflegenden in die Bewegungshandlung zu integrieren. Dafür nutzen Pflegekräfte aktive Interaktionselemente (Blick, Sprache, Berührung) sowie wahrnehmende Interaktionselemente (Sehen, Hören, Spüren). Wie im theoretischen Teil zur Interaktion deutlich geworden ist, lassen sich aber weder aus den wahrnehmbaren Zeichen noch aus den aktiven Elementen der Interaktion feste Bedeutungen ableiten. Ein interaktionsorientiertes Bewegungshandeln ist nur dann möglich, wenn diese Elemente situationsorientiert kombiniert und angepasst werden, und auch die Deutung der wahrnehmbaren Elemente diese Offenheit zulässt. Die Forschungsarbeit zeigt sehr deutlich, wie komplex ein interaktionsorientiertes Handeln mit Menschen ist, die in ihrer Ausdrucksweise und Wahrnehmungsfähigkeit stark eingeschränkt sind. Die Analyse zeigt, dass dies nicht sehr häufig gelingt. In den Daten bspw. der Kategorie *Tätig sein* finden sich zahlreiche Beispiele dafür, dass sich Pflegekräfte ihr Handeln gar nicht als einen interaktiven Akt bewusst machen. Daraus lässt sich ableiten, dass die Vermittlung eines speziellen *Handlings*, wie dies in Konzepten von Kinästhetik oder Bobath geschieht, nur ein Teil des Lernprozesses sein kann (Friedhoff & Schieberle, 2007; Hatch, Maietta & Schmidt, 1996). Pflegekräfte müssen auch dafür sensibilisiert werden, dass ihr Bewegungshandeln stets auch als ein Interaktionsangebot verstanden werden muss, selbst wenn sie selbst gar nicht die Absicht haben, eine Interaktion einzugehen. Je höher die Einschränkungen der zu Pflegenden sind, desto höher liegt die Verantwortung der Interaktionsgestaltung bei den Pflegekräften. Die Analyse zeigt deutlich, dass es die Pflegekräfte sind, die den Möglichkeitsraum für eine Interaktion schaffen oder diesen unterbinden bzw. abbrechen. Schärft man das Bewusstsein der Pflegekräfte, so die Annahme, werden diese mit dem erworbenen Wissen und der in der Analyse vorgefundenen Grundhaltung versuchen, die Situation interaktionsorientierter zu gestalten. Damit gäbe es auch eine Anschlussfähigkeit der von den Pflegekräften ja explizit durchgeführten Interaktionsangebote, die sich bspw. in der Kategorie *Interaktionsangebote gestalten* widerspiegeln. Bislang entsteht eine Handlungsabfolge, die immer wieder ein interaktives Angebot macht und kurze Zeit später die Interaktion wieder abbricht und in eine funktionale Ausführung der Bewegung einmündet. Wenn zu Pflegende diese Erfahrung immer wieder machen, bleibt zu fragen, inwieweit sie sich auf lange Sicht bereit zeigen, Interaktionsangebote anzunehmen und auch von sich aus versuchen, mit den Pflegekräften in Kontakt zu treten. Es ist dann anzunehmen, dass sich dies auf die Nutzung der eigenen Ressourcen und vorhandene Fähigkeiten auswirkt und damit Entwicklungspotenziale ungenutzt bleiben bzw. sogar behindert werden können.

Zu überdenken ist, und hier sind im Anschluss an dieses Projekt weitere Schritte notwendig, welchen Anteil und welche Funktion verbale Sprache an der Handlungsgestaltung haben sollte. In der Analyse zeigen sich Situationen, in denen diese sehr exponiert als alleiniger Kommunikationskanal eingesetzt wird. Die Sinnhaftigkeit bleibt dann zu hinterfragen. Im Gegenzug bleibt für die Zukunft auch noch offen, wie die nichtsprachlichen Interaktionsformen gelernt und verfeinert werden können. Bewegungskonzepte wie das Bobath-Konzept und die Kinästhetik müssten sich verstärkt darum bemühen, interaktive Elemente einzubeziehen. Aufgrund der Erfahrungen im Forschungszeitraum mit den Rückmeldungen der Ergebnisse in den Einrichtungen anhand von den dort aufgenommen Filmen und der Reflexion darüber, entstand beim Autoren die Überzeugung, dass eine Fallarbeit mit Videos ein Baustein sein könnte, um eine Interaktionsorientierung für Bewegungshandlungen zu lernen. Diese weiteren Entwicklungen wären Aufgaben, der sich die Pflegepraxis sowie die klinische Pflegeforschung zu stellen hätte.

Literatur

Bergmann, J. R. (1988). *Ethnomethodologie und Konversationsanalyse*. Hagen: Fernuniversität - Gesamthochschule, Fachbereich Erziehungs-, Sozial- und Geisteswissenschaften.

Bergmann, J. R. (2006). Studies of Work. In F. Rauner (Hrsg.) *Handbuch Berufsbildungsforschung* (S. 639-646). Bielefeld: Bertelsmann.

Darmann, I. (2002). Bewegung als Interaktion: Systemisch-konstruktivistische Sichtweise von Bewegung und Konsequenzen für die Pflege. *Pflege, 15*(5), 181-186.

Eberle, T. S. (1997). Ethnomethodologische Konversationsanalyse. In R. Hitzler & A. Honer (Hrsg.) *Sozialwissenschaftliche Hermeneutik* (S. 245-279). Opladen: Leske + Budrich.

Friedhoff, M. & Schieberle, D. (2007). *Praxis des Bobath-Konzepts: Grundlagen – Handlings – Fallbeispiele*. Stuttgart u. a.: Thieme.

Hatch, F., Maietta, L. & Schmidt, S. (1996). *Kinästhetik: Interaktion durch Berührung und Bewegung in der Krankenpflege*. Eschborn: Deutscher Berufsverband für Pflegeberufe (DBfK).

Joas, H. (1985). Einleitung: Neuere Beiträge zum Werk von George Herbert Meads. In H. Joas (Hrsg.) *Das Problem der Intersubjektivität: Neuere Beiträge zum Werk George Herbert Meads* (S. 7-25). Frankfurt/Main: Suhrkamp.

Joas, H. (2004). Interpretative Ansätze (I): Symbolischer Interaktionismus. In H. Joas & W. Knöbl (Hrsg.) *Sozialtheorie* (S. 183-219). Frankfurt/Main: Suhrkamp.

Jordan, B. & Henderson, A. (1995). Interaction Analysis: Foundations and Practice. *J Learn Sci, 4*(1), 39-103.

Knoblauch, H. (2004). Die Video-Interaktions-Analyse. *sozialersinn, 5*(1), 123-138.

Laurier, E. & Philo, C. (2006). Natural problems of naturalistic video data. In H. Knoblauch, B. Schnettler, J. Raab & H. Soeffner (Hrsg.) *Video analysis*. Frankfurt/Main u. a.: Lang.

Mead, G. H. (1910). Soziales Bewußtsein und das Bewußtsein von Bedeutungen. In H. Joas (Hrsg.) *Mead, George Herbert: Gesammelte Aufsätze 1* (S. 210-221). Frankfurt/Main: Suhrkamp.

Mead, G. H. (1978). *Geist, Identität und Gesellschaft*. Frankfurt/Main: Suhrkamp.

Schnell, M. W. & Heinritz, C. (2006). *Forschungsethik*. Bern: Hans Huber.

Strauss, A. L. & Corbin, J. M. (1996). *Grounded Theory: Grundlagen qualitativer Sozialforschung*. Weinheim: Beltz.

Zündel, M. (2009). *Interaktionsorientiertes Bewegungshandeln* (Dissertation zur Erlangung der Doktorwürde Dr. phil.). Bremen: Universität Bremen, . http://nbn-resolving.de/urn:nbn:de:gbv:46-diss000113576 [Zugriff am: 14.01.2011]

Umgang mit Verstorbenen auf Krankenpflegestationen am Beispiel einer deutschen Großklinik

Anja König

Gliederung

Zusammenfassung

Der Tod und der Umgang mit Verstorbenen gehört zum Alltag von Pflegenden in einem Krankenhaus der Maximalversorgung. Gleichzeitig ist belegt, dass der Tod nicht mehr selbstverständlich als Bestandteil des Lebens gesehen wird, sondern im Laufe des vergangenen Jahrhunderts immer mehr zu einem Tabuthema geworden ist. In einer Befragung wurden Pflegende aus unterschiedlichen Arbeitsbereichen und Fachrichtungen zu ihrem Umgang mit Verstorbenen befragt. Die Befragung fand an einer deutschen Großklinik mit 1600 Betten im Jahr 1998 statt. Im Zentrum stand die Erfassung und subjektive Bewertung von häufigen Pflegehandlungen im Umgang mit Verstorbenen. Als Ergebnis konnte festgehalten werden, dass Pflegende - trotz manchmal schwieriger Rahmenbedingungen - einen eigenen Kompensationsmechanismus gefunden haben, um ihre Empfindungen im Umgang mit dem Tod und ihr Arbeiten auf Station in Einklang zu bringen. Die Relevanz und Aktualität des Themas wird durch die Vielzahl an Fort- und Weiterbildungsangebote in der Palliativpflege heute untermauert.

1 Einleitung

Die Auseinandersetzung mit dem Thema Tod und Sterben gehört zum Alltag von Pflegenden in einem Krankenhaus der Maximalversorgung. Das Sterben eines Patienten wird in der Institution aus ärztlicher Perspektive immer noch als „Versagen" interpretiert. In diesem Spannungsfeld sucht jede Pflegende ihre individuelle Form des Umgangs mit dem Tod von Patienten.

Im Rahmen einer Abschlussarbeit zur Lehrerin für Pflegeberufe wurde 1998 eine Annäherung an folgende Frage versucht:

- Wie gehen Pflegende mit dem Thema Tod in ihrem Arbeitsbereich um?
- Wie erleben sie den Tod von Patienten?
- Welche Bewältigungsstrategien haben sie gefunden?

2 Der Tod als gesellschaftliches Tabu

Will man wissen, wie der Tod in der Klinik aussieht, muss man sich anschauen, wie der Tod in der Gesellschaft gesehen wird. Keine Klinik ist von gesellschaftlichen Vorstellungen frei. In einer Literaturrecherche wurde deutlich, dass der Tod nicht mehr selbstverständlich als Bestandteil des Lebens gesehen wird, sondern im Laufe des vergangenen Jahrhunderts immer mehr zu einem Tabuthema geworden ist. Als Indiz dafür kann die Verlagerung des Sterbens von zuhause in die Institutionen Krankenhaus bzw. Altenheim gewertet werden. In der heutigen Zeit wird größter Wert darauf gelegt, den Tod unsichtbar zu machen und ihn geradezu zu verleugnen. Im Standardwerk Pflege von Liliane Juchli (1994) wird im Kapitel „Sterben – abschiedlich leben" eine eigene Rubrik Tabuisierung genannt. Dort ist zu lesen:

> „(…) für den heutigen Menschen hängt die Tabuisierung sicher auch mit dem Fehlen persönlicher Erfahrung zusammen. Das war nicht immer so. Noch vor 100 Jahren erlebte der Mensch, der 35-40 Jahre alt wurde, mindestens vier Todesfälle in der Verwandtschaft (…) Ein weiterer Beeinflussungsfaktor ist der Zeitgeist. Konkret heißt das, dass der Tod in ein Nützlichkeits-, Machbarkeits- und Fortschrittsdenken einfach nicht hineinpasst – oder dann eben so, dass man ihn manipulieren kann, um doch noch irgendwie Herr über das eigenen Leben zu bleiben." (Juchli, 1994, S. 525)

Eine Tabuisierung des Tods ist fast durchgängig in der Literatur, die sich mit Tod und Sterben auseinandersetzt, beschrieben. Im Folgenden zwei weitere Zitate, die dies unterstreichen:

> „(…) dass sich der Mensch kaum gewandelt hat — immer noch ist der Tod ein Schrecknis und die Angst vor ihm allgegenwärtig, selbst wenn wir glauben, sie auf manchen Kulturstufen überwunden zu haben." (Kübler-Ross, 1990, S. 11)

> „Unserer Sterblichkeit werden wir uns bewusst, wenn wir unheilbar erkranken oder im Alter dem Ende unseres Lebens entgegengehen. Alles, was es über das Thema Tod und Sterben zu lesen gibt, richtet sich an diesen Personen-

kreis und dessen Angehörige. Die allgemeine Öffentlichkeit meidet dieses Thema und gibt, wenn sie konfrontiert wird, einen Bodensatz von Unbehagen und Unsicherheit zu erkennen." (Aliti, 1991, S. 9)

Die heute vorherrschende Tabuisierung findet ihren Ursprung im 18. Jahrhundert. Zu diesem Zeitpunkt erregte die Nachricht Aufsehen, dass von Leichen Infektionen und Gefahren durch toxische Gase ausgehen könnten. Es gab Berichte, dass Menschen durch giftige Geruchsschwaden, die von Verstobenen ausgingen, selbst zu Tode gekommen seien (Ariès, 1987). Deshalb gab es eine Regelung, dass Friedhöfe außerhalb der Stadt angesiedelt werden sollten. Immer häufiger wurden Hygienevorschriften erlassen, die der Selbstverständlichkeit des Todes als Bestandteil des Lebens entgegenwirkten. Bis zur heutigen Zeit sind so viele Vorschriften entstanden, die die Umgangsformen in den Krankenhäusern prägen.

3   Umgang mit Verstorbenen im Krankenhaus

Es gibt keine gesetzlichen Grundlagen, die den Umgang mit Verstorbenen im Krankenhaus regeln. Folglich sind in den Krankenhäusern vielfältige Leitlinien und Dienstanweisungen entstanden. Allen gemeinsam ist jedoch, dass der Arzt den Tod des Patienten bescheinigen muss und dies in der Patientenakte zu vermerken ist. Ist kein Arzt auf Station muss er umgehend informiert werden.

Es gibt ein umfangreiches Formularwesen: Absolut notwendig ist der Sterbeschein, da er als Vorlage für den Totenschein gilt. Nur durch Vorlage des Totenscheins erhalten Angehörige die Sterbeurkunde. Weiterhin haben sich die Kennzeichnung des Leichnams durch Fußzettel und ein Begleitschein (meist Pathologieschein genannt) bewährt.

Zeitlich verbleibt der Verstorbene mindestens zwei Stunden auf Station, um die Möglichkeit des Scheintodes auszuschließen. Unter einem Scheintod versteht man einen komatösen Zustand mit nur noch minimaler Lungenventilation und Herztätigkeit. Diese minimale Aufrechterhaltung der lebensnotwendigen Funktionen ist schwer zu erkennen und kann leicht mit dem Tod verwechselt werden (modifizierte Definition des La Roche Lexikons, Hoffmann-La Roche-AG & Urban & Schwarzenberg, 1984). Nach Ablauf der zwei Stunden wird der Verstorbene zur weiteren Aufbewahrung in die Kühlkammer, soweit vorhanden, des Krankenhauses gebracht.

Die Benachrichtigung der Angehörigen über den Tod des Patienten wird vom Arzt übernommen kann jedoch auch durch die Pflegende erfolgen. Alle Wertsachen des Verstorbenen sind mit einem Zeugen aus dem Patientenzimmer zu entfernen und im Dienstzimmer unter Verschluss zu verwahren. Sie können gegen Unterschrift den Angehörigen bei deren Eintreffen ausgehändigt werden.

Die weiteren Umgangsregeln außerhalb des Krankenhauses sind im Bestattungsgesetz aufgeführt. Falls beim Verstorbenen Erkrankungen vorlagen, die unter das Bundesseuchengesetz fallen oder beim Auftreten eines nicht natürlichen Todes kann die zuständige Behörde, das Gesundheitsamt oder die Staatsanwaltschaft, eine Obduktion anordnen.

Neben den eher administrativen und formalen Tätigkeiten im Umgang mit Verstorbenen gibt es auch institutionelle Rahmenbedingungen, die den Umgang mit Verstorbenen prägen. Hier kann das Leitbild eines Krankenhauses ersten Aufschluss geben. So war im Leitbild der untersuchten Klinik folgende Zielsetzung angegeben: „Im Mittelpunkt aller Aktivitäten der Mitarbeiterinnen und Mitarbeiter des Klinikums und seiner Institutionen steht die Förderung der Gesundheit des Menschen." (UKH, 1998). In dem Leitbild war zu diesem Zeitpunkt keine Aussage zu einem menschenwürdigen Sterben enthalten.

Entscheidend für den Umgang mit Verstorbenen sind auch die räumlichen, zeitlichen und personellen Rahmenbedingungen in einem Krankenhaus. Pflegende stehen häufig vor dem Problem, dass auf den Stationen keine Einzelzimmer vorhanden sind und verstorbene Patienten in Stationsbädern oder Abstellräumen „aufbewahrt" werden. In der Literatur findet man die Anregung, den Sterbenden und/oder Verstorbenen im Mehrbettzimmer der Station zu belassen, um seiner Isolation entgegenzuwirken (Baust, 1992). Ein weiteres Problem ist, dass nicht jedes Krankenhaus über einen Aufbahrungsraum verfügt. So werden Verstorbene in der Regel in einer Kühlkammer untergebracht, bis das Bestattungsinstitut sie in ihr häusliches Umfeld zurückführt.

Die würdevolle Pflege eines Verstorbenen und die Betreuung der Angehörigen nimmt Zeit in Anspruch. In der Akutklinik steht dieser Zeitbedarf dem Anspruch entgegen, das Bett möglichst schnell wieder zu belegen. Der Richtwert des Verbleibs von Verstorbenen wird mit zwei Stunden angegeben. Schwierig wird diese zeitliche Begrenzung insbesondere dann, wenn Angehörige erst benachrichtigt werden und nicht innerhalb dieses Zeitkorridors eintreffen können.

Bezüglich der personellen Ressourcen sind zwei Aspekte für den Umgang mit Verstorbenen wichtig. Zum einen sind dies die allgemeine Stationsbesetzung sowie die fachlich-technische und persönlich-emotionale Kompetenzen des Pflegepersonals. Die allgemeine Besetzung wird vorgegeben, kann jedoch durch vielfältige Engpässe beeinflusst werden. Die theoretischen Grundlagen zur Auseinandersetzung mit dem Thema Tod werden in der pflegerischen Grundausbildung gelegt und die fachlichen Fertigkeiten und Fähigkeiten dazu vermittelt. Den examinierten und erfahrenen Pflegenden ist die Aufgabe anschließend übertragen die Auszubildenden an diese Pflegeaufgabe heranzuführen und sie in der Praxis anzuleiten.

4   Fragestellung

Durch die theoretische Annäherung an das Thema konnte bestätigt werden, dass der Tod in der Gesellschaft tabuisiert ist. Es wurde angenommen, dass sich dies auf die Handlungen und Umgangsformen der Pflegenden mit den Verstorbenen auswirkt. Es stellte sich also die Frage:

- Wie gehen Pflegende mit dem Thema Tod in ihrem Arbeitsbereich um?
- Wie erleben sie den Tod von Patienten?
- Welche Bewältigungsstrategien haben sie gefunden?"

5 Methodik

Zur Beantwortung der Frage wurde eine schriftliche Befragung durchgeführt. Eine bestimmte Gruppe von Personen wurde zu einem Zeitpunkt und nur einmalig befragt (Querschnittsstudie). Dieses Vorgehen war aufgrund der Fragestellung und der zeitlichen Rahmenbedingungen am ehesten geeignet.

Ein Fragebogen wurde entwickelt, der aus einer Mischung von geschlossenen und offenen Fragen bestand. Da der Schwerpunkt der Befragung auf der Ermittlung von Umgangsformen mit den Verstorbenen lag wurden die Fragen sehr offen gestellt und ein inhaltsanalytischer Ansatz wurde zur Auswertung für die offenen Fragen gewählt. In der Auswertung der Freitextangaben lag das Augenmerk auf den Begründungen der einzelnen Pflegenden für ihr Verhalten. Ziel war es Gemeinsamkeiten in den Einstellungen, Verhaltensweisen und Handlungen der Pflegenden zu identifizieren.

Der Fragebogen setzte sich aus drei Themenblöcken zusammen. Diese waren:

- Fragen zum direkten Stationsablauf beim Tod eines Patienten (4 Fragen)
- Fragen zum eigenen Erleben des Umgangs mit Verstorbenen (3 Fragen)
- Fragen zur Ausbildung bzw. Veränderung des Umgangs durch Berufserfahrung (1 Frage)

Die Befragung wurde an einer deutschen Universitätsklinik mit etwa 1600 Betten durchgeführt Ein Fretest lief über einen Zeitraum von 14 Tagen auf zwei Stationen des ausgewählten Krankenhauses. Diese Stationen wurden ausgesucht, da sie über gleiche Arbeitsbedingungen verfügten wie die Stationen, die dann schließlich an der Befragung teilnehmen sollten. Es wurden 10 Fragebogen verteilt, wovon 7 beantwortet zurückkamen. Die Auswertung des Pretests zeigte, dass die formulierten Fragen verstanden und beantwortet werden konnten. Zwischen 1. Oktober und 15. November 1997 wurden 110 Fragebögen auf neun Stationen ausgeteilt, wobei es sich um zwei Stationen der Inneren Medizin, eine Intensivstation, drei Stationen mit Schwerpunkt Onkologie und drei Stationen aus dem Bereich der chirurgischen Pflege handelte.

6 Ergebnisse

6.1 Rücklauf

Von den 110 Fragebögen kamen insgesamt 54 (49,1%) ausgefüllt zurück.

6.2 Beschreibung der Stichprobe

Die befragte Personengruppe (N=54) bestand ausschließlich aus dreijährig examinierten Gesundheits- und Krankenschwestern und -pflegern. Die größte Teilnehmergruppe war zwischen 30 und 34 Jahre alt (N= 17; 31,4%). Die meisten Befragten hatten zwischen sechs und zwölf Jahren Berufserfahrung (N= 23; 42,5%), der größte Teil (N= 47; 87%) war weiblich und 41 Befragte arbeiteten auf Allgemeinstationen. Es lagen 12 Fragebögen (22%) aus dem Intensivbereich vor. 44 Befragte (81%) waren Angehörige einer christlichen Kirche.

6.3 Auswertung der Fragebögen

6.3.1 Umgang mit Verstorbenen

11% der Befragten empfanden den Umgang mit Verstorbenen als schwierig, 46% als teilweise schwierig und 43% als problemlos (vgl. Abb. 7).

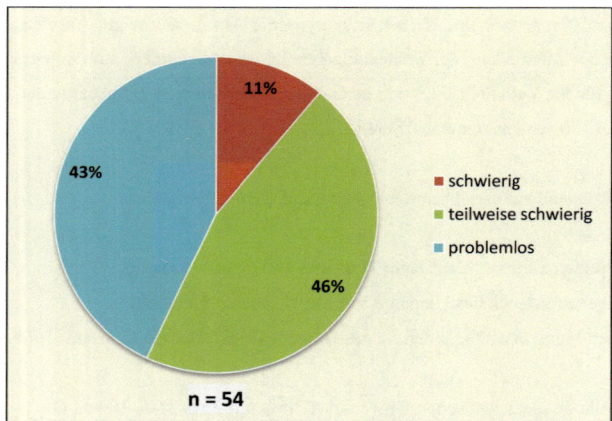

Abb. 7: Einschätzung der Schwierigkeit, mit Verstorbenen umzugehen

Die Begründungen, die für diese Einschätzung angegeben wurden, waren vielfältig. So wurde beispielsweise der Umgang als problemlos empfunden, wenn aufgrund des Krankheitsbildes der Tod als Erlösung für den Patienten angesehen wurde, eine gute Interaktion im Team vorhanden war oder die Stationsbedingungen als gut empfunden wurden. Als Begründungen für den schwierigen Umgang wurden die Bedingungen der Station, die Interaktion mit dem Patienten, den Angehörigen und im Team und das Krankheitsbild genannt:

„Wenn ich eine gute Beziehung zum Patienten habe, fällt es mir schwer."

„(…) außerdem frage ich mich oft in diesem Moment nach dem Sinn der Therapie und der daraus resultierenden Lebensqualität – um jeden Preis?"

Die Bewältigungsstrategien der Pflegenden wurden mittels subjektiver Einschätzung erfragt. Die Befragten sollten auf einer Skala von 1 (leicht) bis 5 (schwer) eintragen, wie schwer bzw. leicht ihnen der Umgang mit Verstorbenen persönlich fällt. Der Mittelwert der gegebenen Einschätzungen lag bei 2,6 auf der Skala. Es gab zwei Einschätzungen mit dem Zahlenwert Fünf. Hierfür wurden die Begründungen „wenig Todesfälle" und „persönliche Situation" genannt. Es gab fünf Einschätzungen auf dem Zahlenwert Eins. Diese wurden mit dem religiösen, biografischen Aspekt, den Tod als Erlösung und der guten Qualität der Beziehung begründet.

In Bezug auf die institutionellen Rahmenbedingungen wurde die Verweildauer des Verstorbenen nach seinem Ableben auf den Stationen, die Überführung und die zur Verfügung stehenden Räumlichkeiten erfragt. Die Verweildauer der Verstorbenen auf den Stationen lag bei 93% (n=48) zwischen ein und drei Stunden, die restlichen sieben Prozent (n=5) gaben eine Verweildauer von vier bis zwölf Stunden an. 22,7% (n=42) gaben an, dass die Verstorbenen von Station in eine Kühlkammer gebracht wurden. 6,5% (n=12) transportierten den Leichnam in einen Aufbahrungsraum. Die Überführung wurde zu 50% (n=27) durch den Klinikhilfsdienst, zu 33% (n=23) gemeinsam von Pflegedienst und Klinikhilfsdienst, 15% (n=7) durch Pflegepersonal und durch zwei Prozent (n=1) durch Pflegepersonal mit Angehörigen durchgeführt.

In der Auswertung zeigte sich, dass nur ein Aufbahrungsraum in der Klinik zur Verfügung stand. Dies brachte Pflegende immer wieder in Konflikt , wenn Angehörige den Verstorbenen noch sehen wollten, es ihnen aber nicht möglich war innerhalb kurzer Zeit in die Klinik zu kommen. Der Wunsch nach Räumlichkeiten zum Abschiednehmen wurde fünfmal als benötigtes Hilfsangebot benannt.

6.3.2   Pflegemaßnahmen bei den verstorbenen Personen:

Auf der Handlungsebene gaben 73% der Pflegenden an, dass sie einen definierten Ablauf (Standard) in der Versorgung von Verstorbenen existiere. Dieser standardisierte Ablauf dient als Strukturhilfe und gibt den Pflegenden Sicherheit. Es wurde festgelegt, dass ein definierter Ablauf vorliegt, wenn mindestens fünf konkrete Tätigkeiten genannt wurden. Die häufigsten Angaben waren hier beispielsweise das Schließen der Augen, das Hochbinden des Kinns, das Bett mit Betttuch abdecken, das Anbringen eines Fußzettels und das Entfernen aller Zugänge.

In der Betreuung von Angehörigen suchen 94% der Pflegenden selbst das Gespräch mit Angehörigen und sehen dies als eine wichtige pflegerische Aufgabe. Aussagen hierzu:

„Mit Angehörigen reden, sie eventuell darauf hinweisen, dass Patient von seinem Leider erlöst ist, soweit es sich um Tumorpatient handelt, die schon lange gelitten haben."

„Erstgespräch Pflegepersonal, Gespräche, Hilfe, Trost spenden, Pfarrer anbieten, offene Fragen klären, Weiterleitung"

„die Angehörigen werden angerufen und informiert, wenn sie auf Station kommen, versuche ich sie zu trösten, dann führe ich sie ins Zimmer und lasse sie mit dem Verstorbenen alleine. Dann informiere ich sie, was sie für die Beerdigung unternehmen müssen – falls sie fragen."

Abschließend wurde die Frage erhoben, welche Hilfsangebote von Seiten der Klinik angeboten werden und wie die Vorbereitung auf diese Pflegeaufgaben im Rahmen der theoretischen Ausbildung erlebt wurden. Als Hilfsangebote wurden die klinikübergreifende Supervision (n=11), die Teambesprechung (n=19) und die innerbetriebliche Fortbildung (n=30) genannt (vgl. Abb. 8).

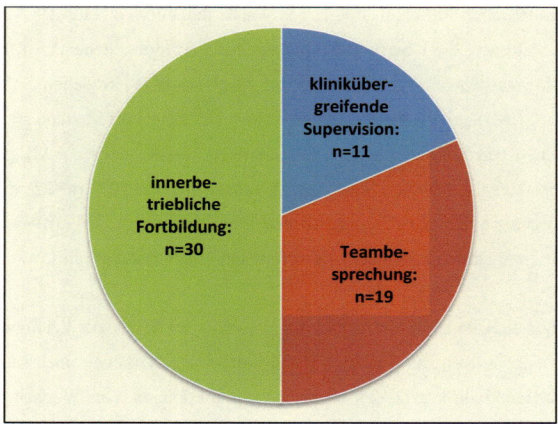

Abb. 8: Hilfsangebote der Klinik für den Umgang mit Verstorbenen: Zahl der Nennungen

Auf die Frage nach dem Wunsch nach zusätzlicher Hilfe gaben sieben Personen an, keine zusätzliche Unterstützung zu benötigen, 14 wünschten sich eine Verbesserung der Rahmenbedingungen in der Klinik. Hier wurde der Wunsch nach mehr Personal (n=5), besseren räumlichen Bedingungen (n=4) und mehr Zeit genannt (n=2). Weitere häufige Nennungen waren der Wunsch nach Seminare (n=7) mit dem Hauptthema Schulung im Umgang mit Angehörigen und der Wunsch nach mehr Interaktion innerhalb des Teams (n=16). Besondere Erwähnung fand die Teambesprechung (n=9) (vgl. Abb. 9).

39 der befragten Personen (72,2 %) gaben an, dass rückblickend die Krankenpflegeausbildung keine theoretische Grundlage zum Umgang mit Verstorbenen angeboten hat. Gründe hierfür waren vielfältig. Am Häufigsten (N=41) wurde angegeben, dass das Thema Tod und der Umgang mit Verstorbenen kaum bis gar nicht in der Ausbildung thematisiert worden ist. Die angebotenen Sterbeseminare wurden als unzureichend empfunden. Die Kommentare zu dieser Frage konnten in die zwei folgenden Kategorien zusammengefasst werden:

1. Sterbeseminare orientieren sich kaum an der Biografie der Teilnehmer. Die vertiefte Auseinandersetzung mit den Wünschen und Ängsten der Teilnehmer konnte von den Lehrkräften nicht geleistet werden. („am schwierigsten fand ich immer den Umgang mit den Angehörigen und nicht mit dem Verstorbenen selbst, durch deren Hilflosigkeit, z.T. Zorn gegenüber dem Personal, das wurde in der Ausbildung nie thematisiert." und „wurde nur auf kognitiver Ebene unterrichtet. Die psychische Problematik wurde nicht thematisiert.")

2. In den Seminaren konnte keine Entwicklung der personalen Kompetenz erlebt werden. Die Beschränkung des Pädagogen, sich als Impulsgeber und Begleiter zu sehen, wurde von den Befragten nicht bestätigt. Die Befragten haben die Lehrkräfte eher als selbst hilflos empfunden.

Auf die Frage, ob der Umgang mit Verstorbenen sich durch die Zunahme der Berufserfahrung verändert hat gab die Mehrzahl der Befragten (N=36) eine Veränderung an und begründeten diese mit zunehmender Routine und der eigenen Auseinandersetzung mit dem Thema.

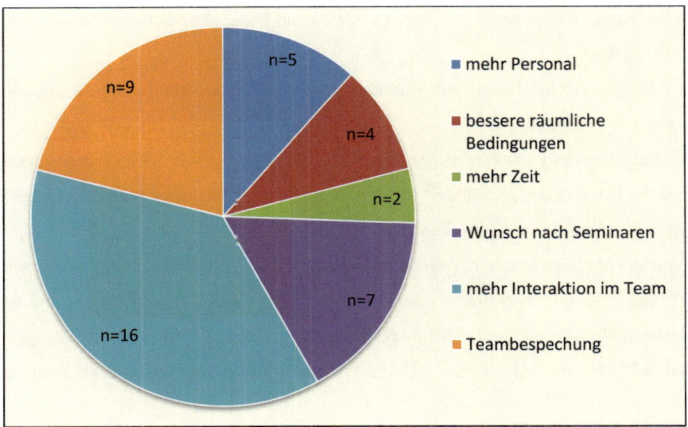

Abb. 9: Genannte Rahmenbedingungen in der Klinik, die sich hinsichtlich des Um-gangs mit Verstorbenen verbessern sollten: Zahl der Nennungen

7 Diskussion

7.1 Reichweite/Limitationen

Aufgrund der geringen Anzahl der Befragten kann es sich hier um kein repräsentatives Ergebnis handeln kann, Es kann von einem „kleinen Ausschnitt" an einer Krankenhaus der Maximalversorgung gesprochen werden. Die Übertragbarkeit der Ergebnisse auf andere Krankenhäuser müsste überprüft werden.

7.2 Zusammenfassung der Ergebnisse

Als Ergebnis der Befragung kann festgehalten werden, dass der Tod in der Klinik kein Tabuthema ist. Pflegende haben einen eigenen Kompensationsmechanismus gefunden, um ihre Empfindungen im Umgang mit dem Tod und ihr Arbeiten auf Station in Einklang zu bringen. Zusammenfassend können für die Stichprobe der Befragten folgende Aussagen getroffen werden:

1. Der Tod ist in der Klinik nicht tabuisiert

2. Pflegende haben in der Pflege von Verstorbenen ein System, nachdem sie arbeiten welches ihnen Sicherheit gibt

3. Pflegende stehen in direkter Interaktion mit trauernden Angehörigen und führen mit ihnen wichtige Gespräche

4. Pflegende haben einen eigenen Kompensationsmechanismus in der Klinik gefunden, um ihr Erleben im Umgang mit dem Tod mit ihrer Arbeit vereinbaren zu können. Seminare, Literaturstudien und ein philosophisch-religiöser Zugang werden als Unterstützung beschrieben

5. Jede(r) Pflegende entscheidet individuell, welchen Bedarf er oder sie an Gesprächen, Informationen und Hilfen von Seiten der Klinik benötigt. Diesen Bedarf kann er/sie ohne Schwierigkeiten mit den Angeboten der Klinik decken.

6. Es besteht kein Interventionsbedarf von Klinikleitungen zur Veränderung der Umgangsformen mit Verstorbenen und deren Angehörigen.

7. Sollen Handlungsformen verändert werden oder neue Rituale in einer Klinik umgesetzt werden, so ist der biografische Zugang der „Schlüssel" zu den Pflegenden. Pflegende finden in eigener Auseinandersetzung ihren „Weg" im Umgang mit dem Tod.

8. Die angebotenen Sterbeseminare der Grundausbildung oder der Innerbetrieblichen Fortbildung sollten sich an der Biografie des Teilnehmers orientieren. Der biografische Ansatz fördert und fordert die persönliche Auseinandersetzung des Teilnehmers. So kann ein echter Lernprozess in Gang gesetzt werden.

9. Ziel der Klinikleitung muss der Erhalt und die Förderung der Kompensationsfähigkeit von Pflegenden sein.

10. Die räumliche Situation (Fehlen eines Aufbahrungsraumes) belastet die Pflegenden. Dieses Ergebnis wurde 1998 an den Klinikumsvorstand der befragten Klinik zurückgemeldet. Heute stehen in besagter Klinik in jedem Haus Räumlichkeiten zum Aufbahren des Leichnams zur Verfügung.

7.3 Perspektiven und Konsequenzen:

Es muss nochmals darauf hingewiesen werden, dass diese Befragung bereits 13 Jahre alt ist. In der Zwischenzeit wurde ein neues Krankenpflegegesetz verabschiedet, welches die Annäherung an das Thema Tod und Umgang mit Verstorbenen in der pflegerischen Grundausbildung verändert hat.

Weiterhin sind vielfältige Erkenntnisse aus der Pädagogik in die Aus-, Fort- und Weiterbildung eingeflossen. Die Bedeutung der Biografie und der Selbststeuerung im Lernprozess sind heute elementare Bestandteile einer modernen Lernphilosophie (Reich, 2000). Ebenso hat die Einbindung der palliativen Pflege in den Klinikbereich viele Pflegende für das Thema sensibilisiert. Eine Vielfalt an Fort- und Weiterbildungsangebote in der Palliativpflege wird angeboten, die Pflegende unterstützen den Verstorbenen ein menschenwürdiges Sterben zu ermöglichen und Hilfestellung geben bei der Begleitung von Angehörigen.

Gerade deshalb bleibt das Thema aktuell. Noch heute gilt das Sterben eines Patienten, vor allem in einem Klinikum der Maximalversorgung, nicht zum Alltag und wird als Scheitern erlebt. Das Aufgefangenwerden in einem Stationsteam, welches in der Befragung als hilfreich empfunden wurde, setzt voraus, dass es zeitliche Ressourcen und eine Kultur gibt, um die eigenen Ängste äußern zu dürfen.

Literatur

Aliti, A. (1991). *Die Sucht unsterblich zu sein: Warum der Mensch den Tod fürchtet und darüber das Leben versäumt.* Stuttgart: Kreuz.

Ariès, P. (1987). *Geschichte des Todes* (3. Auflage). München: Deutscher Taschenbuch.

Baust, G. (1992). Das Sterben und der Tod in der modernen Medizin. *Schwester Pfleger, 31*(09), 804-817.

Hoffmann-La Roche-AG & Urban & Schwarzenberg (Hrsg.). (1984). *Roche-Lexikon Medizin.* München u. a.: Urban & Schwarzenberg.

Juchli, L. (1994). *Pflege: Praxis und Theorie der Gesundheits- und Krankenpflege* (7., neubearbeitete Auflage). Stuttgart: Thieme.

Kübler-Ross, E. (1990). *Interviews mit Sterbenden* (2. Auflage). Berlin: Evangelische Verlags-Anstalt.

Reich, K. (2000). *Systemischkonstruktivistische Pädagogik: Einführung in die Grundlagen einer intercktionistisch-konstruktivistischen Pädagogik.* Neuwied: Luchterhand.

UKH – Universitätsklinikum Heidelberg. (1998). *Leitbild des Universitätsklinikums Heidelberg.*

Beratungsbedürfnisse von Menschen mit Pankreas- oder Magenkarzinom im Rahmen der ambulanten Chemotherapieapplikation

Burkhard Lebert

Gliederung

Zusammenfassung

Pankreas- und Magenkarzinome werden in multimodalen Therapiekonzepten mit einer Chemotherapie behandelt. Das Pankreaskarzinom hat dabei eine sehr schlechte Prognose. Die Vorbereitung der betroffenen Menschen muss berücksichtigen, dass sich sowohl die Nebenwirkungen der Chemotherapie als auch die Krankheitsverarbeitung bei der ambulanten Chemotherapieapplikation auf zuhause verschiebt. Die vorliegende Studie möchte der Frage nachgehen, welche Bedürfnisse Menschen mit Pankreas- oder Magenkarzinom an die Beratung stellen, die im Rahmen der ambulant verabreichten Chemotherapie stattfindet. In einer

Längsschnittstudie werden problemorientierte Interviews bei der dritten und fünften Gabe der Chemothera-
pie durchgeführt. Die Ergebnisse zeigen die Beratungsbedürfnisse mit neun zentralen Motiven auf. Pflegen-
de werden hier kaum mit Beratung in Verbindung gebracht, wenngleich dies einen nicht unerheblichen Nut-
zen haben könnte. Hierzu müssen Konzepte entwickelt, umgesetzt und evaluiert werden.

1 Einleitung

In Deutschland erkranken jährlich geschätzt 12.900 Menschen am Pankreaskarzinom und 18.800 Menschen
am Magenkarzinom. Die Erkrankungshäufigkeit nimmt für beide Diagnosen mit zunehmendem Alter deutlich zu (RKI & GEKID, 2008). Nur jeder Fünfzehnte mit der Diagnose Pankreaskarzinom und jeder Dritte
mit der Diagnose Magenkarzinom kann zum Zeitpunkt der Diagnosestellung auf eine Lebenserwartung von
fünf Jahren hoffen. Konzepte, die Chirurgie, hoch dosierte Chemotherapie und zum Teil auch Strahlenthera-
pie kombinieren (so genannte multimodale Therapiekonzepte), stellen den Trend in der Behandlung dieser
lokal fortgeschrittenen gastrointestinalen Karzinome (Adler et al., 2007; Dunphy, 2008; Meyer, Ridwelski,
Meyer, Gastinger & Lippert, 2008; Wilke, Willich, Meyer & Stahl, 2008)

Die Chemotherapie hat beim Magen- und Pankreaskarzinom eine ganz besondere Bedeutung. Sie erfolgt zunehmend ambulant, unabhängig von der Zielsetzung, ob kurativ oder palliativ, und unabhängig von der The-
rapiestrategie, ob neoadjuvant oder adjuvant[5]. Die mediane Überlebenszeit beträgt allerdings beim fortge-
schrittenem Pankreaskarzinom und einer Behandlung mit Gemcitabine nur fünf und neun Monate
(Heinemann, Boeck, Hinke, Labianca & Louvet, 2008). Obgleich die Nebenwirkungen und Begleiterscheinungen der Chemotherapie akzeptiert werden, gibt es eine unbekannte Zahl von Menschen mit Krebs, die
diese Therapie erst gar nicht antreten oder vorzeitig ab- oder unterbrechen (Newell, Sanson-Fisher, Girgis &
Ackland, 1999). Bei der ambulanten Chemotherapiegabe sind Betroffene im familiären Umfeld mit der sehr
ungünstigen Prognose, mit den Ängsten vor der Begrenztheit des Lebens und den Nebenwirkungen der
Chemotherapie oft alleine gelassen. Dies erfordert eine gründliche Beratungskultur, um sie mit ihren Familien adäquat auf diese Situation vorzubereiten.

2 Fragestellung

Die vorliegende Untersuchung möchte die Informationslücke hinsichtlich der Bedürfnisse von Menschen mit
Pankreas- oder Magenkarzinom an die Beratung im Rahmen der ambulanten Chemotherapiebehandlung of-
fenlegen und langfristig durch entsprechendes Beratungskonzept diese Informationslücke schließen. Die
zentrale Fragestellung ist: Welche Bedürfnisse stellen Menschen mit Pankreas- oder Magenkarzinom an die
Beratung, die im Rahmen der ambulanten verabreichten Chemotherapie stattfindet?

---

[5] Als neoadjuvant wird eine Chemotherapie bezeichnet, die vor einer operativen Entfernung eines Tumors erfolgt. Sie
dient dazu, den Tumor zu verkleinern und/oder kleinste Tumorzellnestern abzutöten. Adjuvante Chemotherapien sind
solche, die unterstützend nach einer operativen Tumorentfernung stattfinden. Sie sollen einen Rückfall verhindern und
einer Metasthasenbildung vorbeugen (vgl. z. B. DKFZ, 2011a).

3   Methode

Um die Beratung auf diese Zielgruppe anzupassen, bedarf es der Ermittlung des Wissensdefizits der Betroffenen, d. h. man könnte fragen, was diese Menschen wissen möchten und welche Informationen sie benötigen. Dabei wird von der Annahme ausgegangen, dass Informationen gewünscht sind und die nötigen Fragen vorliegen. Darüber hinaus sollen die Erwartungen und Wünsche von Menschen mit Pankreas- oder Magenkrebs an die Form und die Qualität der Beratung ermittelt werden, um hieraus ein evidence-basiertes Beratungskonzept zu entwickeln. Für die Beantwortung der Forschungsfrage wird ein hermeneutisch-interpretatives Forschungsdesign gewählt, da es hierbei um das Verständnis des Sinnzusammenhangs geht. In einer Längsschnittstudie wurden an zwei Erhebungszeitpunkten problemorientierte Interviews mit den betroffenen erkrankten Menschen geführt, aufgenommen, transkribiert und anhand der integrativen texthermeneutischen Methode nach Kruse & Helfferich (Kruse, 2007) ausgewertet. Komplexe soziale Sachverhalte werden damit verstanden und subjektive Sichtwiesen und Deutungen erkannt (Kruse, 2007). Die Entscheidung für dieses Forschungsdesign stützt sich auf mehrere Gründe:

- Die Beratung krebskranker Menschen in ambulanten Einrichtungen ist ein relativ neues Forschungsfeld, über welches es nur geringe Vorkenntnisse gibt.

- Es fehlt eine systematische Erhebung zu den Erwartungen und Wünschen aus Sicht der Menschen mit Krebs.

- Es gibt kein standardisiertes Verfahren, um diese Fragestellungen (Erwartungen, Wünsche bezüglich der Qualität der Beratung) zu beantworten.

4   Stichprobe

Es wurden vier Frauen und vier Männer im Alter zwischen 56 und 82 Jahren in die Untersuchung einbezogen. Die Studienteilnehmer sind mehrheitlich verheiratet, ihr Bildungsstand ist relativ niedrig. Die Stichprobe setzt sich aus fünf Teilnehmern mit Pankreaskarzinom und drei mit Magenkarzinom zusammen. Die verwendeten Chemotherapeutika beschränken sich auf Gemcitabin[6] und das FOLFOX-Schema[7]. Die Therapiestrategien sind adjuvant, neoajuvant und palliativ. Zwei Menschen mit Pankreaskarzinom werden aufgrund eines Rezidivs behandelt und bei zwei Menschen ist die Dosis der Chemotherapie aufgrund der Nebenwirkungen reduziert.

---

[6] Gemcitabin gehört zu der Zystostatikagruppe der Antimetabolite. Diese werden in die Erbsubstanz des Tumors , eingebaut" und zerstören diese so. Sie gelten als relativ nebenwirkungsarm und haben nur geringe Langzeitfolgen (DKFZ, 2011b).

[7] Kombinationstherapien mit zytostatischen Medikamenten werden mit den Abkürzungen der verwendeten Präparate bezeichnet. FOL steht für Folinsäure, F für Fluoruracil und OX ist Oxaliplatin (DKFZ, 2011c).

5 Ergebnisse

5.1 Zentrale Motive für die Beratung

Bei der Analyse der durchgeführten 15 Interviews kommen 560 Kategorien zum Vorschein, die in einem weiteren Auswertungsschritt zu neun zentralen Motiven generiert sind. Der Begriff „zentrales Motiv" wird in diesem Zusammenhang nicht als Handlungsmotiv verstanden, sondern beschreibt wiederholt auftauchende Bilder, Figuren oder Erzählstrukturen, die im Zusammenhang von subjektiven Repräsentationen stehen (Kruse, 2007). Mit den neun zentralen Motiven können die Beratungsbedürfnisse von Menschen mit Pankreas- und Magenkarzinom, die ambulant eine Chemotherapie erhalten, näher beschrieben werden. Im Folgenden werden sie mit einschlägigen Originalaussagen der Untersuchungsteilnehmer dargestellt.

5.1.1 Selbstverantwortung nutzen

Im Zentrum der Beratungsbedürfnisse von Menschen mit Pankreas- und Magenkarzinom steht die Selbstverantwortung. Diese Menschen erleben mit der ambulanten Chemotherapie eine ganz neue persönliche Erfahrung, verbunden mit viel Unsicherheit und Unwissenheit. Die Unwissenheit nicht nur über den Krankheitsverlauf sondern auch zur eigenen Handlungsfähigkeit in dieser Situation, kann zur Hilflosigkeit führen. Betroffene wissen nicht was sie selbst dazu tun können. Dies führt zu einer Ausweglosigkeit, die keine Alternative zur vorgeschlagenen Therapie sehen lässt und damit auch keine Entscheidungsfreiheit zulässt. Damit fühlen sich diese Menschen ausgeliefert und abhängig; ausgeliefert der Krankheit mit der schlechten Prognose und gleichzeitig auch den behandelnden Ärzten. Sie möchten gerne einbezogen werden in Entscheidungen, die sie selbst betreffen. Sie möchten möglichst viel selbst tun und möglichst viel zuhause sein. Als ein wichtiges unterstützendes Medium wird die telefonische Erreichbarkeit der Ambulanz geschätzt, um bei akut starken Nebenwirkungen einen Rat einholen zu können. Die Bereitschaft Selbstverantwortung zu übernehmen zeigt sich am Interesse an Information und der Reflexion möglicher Auswirkungen der Therapie. Die Gewinnung der Kontrollüberzeugung setzt ausreichend Informationen voraus. Eine umfassende Beratung schließt Alternativen mit Vor- und Nachteilen mit ein. Damit wird Betroffenen die Möglichkeit geboten, Selbstverantwortung zu übernehmen.

5.1.2 Belastungen lindern

Diese Erkrankungen gehen mit breit gefächerten körperlichen, psychischen und sozialen Belastungen einher. Die körperlichen Belastungen konzentrieren sich schwerpunktmäßig auf Durchfälle, *Fatigue*[8], Kraftlosigkeit, Energiemangel und Ernährungsprobleme. Hinzu kommen psychischen Auswirkungen wie Qual oder Verlust der Lebensfreude.

> „Ich leb nicht mehr gern (.) weil ich wirklich down (Betonung) bin." (Interview B7)

---

[8] Fatigue ist ein Begriff aus der englischen und französischen Sprache. Er bedeutet wörtlich übersetzt Müdigkeit und Erschöpfung. Im Zusammenhang mit Krebserkrankungen bezeichnet dieser Begriff ein Symptom, das sich in Form krankhafter Ermüdung äußert. Diese geht weit über das normale Maß hinaus. Die Erschöpfung lässt sich nicht durch Regeneration und Schlaf beseitigen. Sie ist daher für die Betroffenen sehr belastend (Deutsche Krebshilfe e. V., 2010).

Mit dem Geschmacksverlust und der reduzierten Nahrungsaufnahme geht ein wichtiges subjektives Empfinden von Lebensqualität verloren. Das Beratungsbedürfnis wird in diesem Zusammenhang auf einzelne, belastende Phänomene mit der Intensität, dem Zeitpunkt des Auftretens und der Häufigkeit des Erscheinens begründet. Besonders erschwerend wirkt sich die Kumulation der Nebenwirkungen auf das Belastungserleben aus. Dies kann so weit gehen, dass die betroffenen Menschen die Motivation zum Durchhalten verlieren. Zur Verarbeitung der belastenden Nebenwirkungen haben Menschen mit Pankreas- und Magenkarzinom verschiedene subjektive Theorien. Zum einen scheint es so, dass besonders die psychische Einstellung zur Chemotherapie die Belastungen besser ertragen lassen. Dies kann so weit gehen, dass sie sich selbst zureden und motivieren, damit sie diese Situation überstehen. Das Verdrängen ist ein bewährtes Mittel, um diese Belastungen zu verarbeiten. Dem Leitspruch folgend, was viele Nebenwirkungen verursacht, hilft auch viel, sind die Nebenwirkungen besser ertragbar.

5.1.3   Vertrauen aufbauen

Menschen mit Pankreas- und Magenkarzinom wünschen sich im Rahmen der ambulanten Chemotherapie Vertrauen. Ein hilfreicher Qualitätsindikator der Beratung ist die Kongruenz des Beratungsinhaltes mit dem nonverbalen Verhaltens des Beraters.

> „…man merkt in der Ausdrucksweise, dass derjenige, der mir was sagen will, davon selber überzeugt ist. Also das merk ich persönlich grundsätzlich immer." (Interview B3)

Als Voraussetzung zum Aufbau von Vertrauen muss sich der Berater in die Lage des Beratungsempfängers versetzen, um nur annähernd nachempfinden zu können, wie es diesem Menschen geht. Betroffene möchten nicht nur verstanden, sondern ernst genommen werden mit ihren Sorgen und Anliegen, die in dieser Situation entstehen. Ihnen ist es wichtig, persönlich angesprochen und behandelt zu werden. Es ist wahrnehmbar, wenn Entscheidungen kommuniziert und alle auf dem gleichen Stand sind. Neben dem Vertrauen in die Institution, die Ärzte und in die Pflege, wird das Vertrauen in sich selbst hervorgehoben. Das Vertrauen in den eigenen Willen, den eigenen Mut und die eigenen Energiequellen werden sehr stark gefordert.

> „Ich wusste zum Beispiel, dass 20% maximal fünf Jahre überleben, nicht? und ich hab gesagt, ich bin bei den 20% (holt tief Luft)!" (Interview B8)

Auch wenn die statistische Wirklichkeit etwas anderes zur Überlebenswahrscheinlichkeit ausdrückt, so ist es doch der Lebenswille, der Mut macht und Vertrauen in sich selbst ermöglicht.

5.1.4   Begleitung ermöglichen

Menschen mit Pankreas- oder Magenkarzinom benötigen Begleitung um die Krankheit zu verarbeiten. Die Menschen mit Ehepartnern oder Lebensgefährten scheinen hier einen Vorteil zu haben, da sie mehr Unterstützung erfahren. Diese Unterstützung nimmt ihnen etwas von der psychischen Last ab. Die Partner sind oft präsent, teilen das Schicksal und sind ein wichtiger Gesprächspartner. Die Unterstützung ist psychisch, besteht aber auch in der Übernahme von krankheitsbezogenen Versorgungsleistungen, wenn diese notwendig werden. Hier kann die *Fatigue* sehr schnell die Belastungsgrenze überschreiten, ebenso wie chemothera-piebedingte Durchfälle. Zu Begleitungspersonen zählen neben den Partnern auch das familiäre und soziale Umfeld. Allerdings wird die Familie damit belastet und benötigt gleichzeitig Unterstützung. Menschen mit Pankreas- oder Magenkarzinom wünschen sich deshalb, dass die Familie, die Bezugspersonen und das soziale Netz bei der Beratung einbezogen sind, um eine hilfreiche und nützliche Begleitung sicher zu stellen. Diese Unterstützer benötigen aber gleichwohl eine Unterstützung.#

5.1.5 Ängste ansprechen dürfen

Die Angst ist ein Thema, das mit diesen Krankheiten sehr eng verflochten ist. Angst führt zu Unsicherheit und diese wiederum zu Angst. Es gibt viele Informationen, die verunsichern und möglicherweise gar nicht auf den Einzelfall zutreffen. Die Ängste beziehen sich auf die Therapie mit deren Nebenwirkungen, das Nichtanschlagen der Therapie, aber vor allem auf das Fortschreiten der Erkrankung, das Sterben und den Tod.

> „Ja die Endstufe natürlich, dass Tod … ich kann (weint) ich kann inzwischen da nicht mehr sprechen (weint) …"
> (Interview B2)

Die Überlebenschance und die Fünfjahresüberlebensrate beschäftigen ganz besonders. Diese Menschen möchten natürlich unbedingt zu den wenigen Glücklichen gehören, die noch mindestens fünf Jahre leben, wohingegen immer noch ein nicht unerhebliches Restrisiko besteht, das ganz schwer zu verdrängen ist und damit die Angst auslöst. Fehlenden Behandlungsalternativen und die Angst vor dem Rezidiv kennzeichnen die ausweglose Situation der Erkrankten. Es verwundert nicht, dass auch Ängste vor dem Aufgeben und dem Kapitulieren vor dieser ausweglosen erscheinenden Situation zum Vorschein kommen. Ein Hadern mit der Entscheidung für die Chemotherapie ist aufgrund der schlechten Prognose gegeben und kann den Abbruch der Behandlung bewirken.

5.1.6 Hoffnung zulassen

Menschen mit Pankreas- oder Magenkarzinom erleben ihre Erkrankung als ein Wechselspiel zwischen Angst und Hoffnung und diese Hoffnung möchten sie gefördert sehen. Die Hoffnung bezieht sich allerdings auf die Heilung und unter Beachtung der Überlebensraten wird die Beratung zu einem Seiltanz zwischen Wahrheit und Lüge. Die Hoffnungen gehen gar soweit, dass subjektive Vorstellungen geäußert werden, wie das Un-mögliche doch noch realisierbar wird. Die Hoffnung sind auf Ziele, wie die Wirkung der Therapie, die gute Verträglichkeit der Zytostatika und auf ausreichende Energieressourcen gerichtet. Ein Beratungsbedürfnis der Menschen mit Pankreas- und Magenkarzinom ist es deshalb, ihre Hoffnungen zuzulassen, da sie einen integralen Bestandteil ihres Selbstvertrauens darstellen und die Durchführung der Therapie überhaupt erst ermöglichen.

5.1.7 Wahrheit finden

Im vorigen Abschnitt zeigt es sich bereits, dass jeder Mensch seine eigene Vorstellung von Wahrheit hat. Es finden sich diverse subjektive Theorien der Entstehung der Krankheit. Letztendlich ermöglicht die objektive Wahrheit über die Erkrankung ein förderliches Verhalten und Selbstverantwortung.

„… ich weine auch schon mal, aber ich weiß dass es gut ist zu wissen, was ich habe und was man machen kann, und dass eine positive Einstellung die Therapie unterstützt." (Interview B1)

Eine einmalige Aufklärung über die Erkrankung reicht nicht, um die Erkrankung mit ihren Auswirkungen und Konsequenzen zu verstehen. Betroffene benötigen den Raum und Zeit, um ein Verhältnis zu dieser Erkrankung zu entwickeln. Allerdings kann eine zu gründliche Aufklärung über die Chemotherapie mit deren Nebenwirkungen dazu führen, dass Beratungsempfänger die Therapie ganz abbrechen. Betroffene vergleichen die angekündigte Intensität der Nebenwirkungen mit den tatsächlich eingetretenen Nebenwirkungen. Dies führt im Einzelfall zu starken Differenzen. Falsche Informationen über das Internet, Zeitungen oder alte Bücher tragen nicht zur Wahrheitsfindung bei. Betroffene wünschen sich, dass Beratung ihren Beitrag zur Wahrheitsfindung leistet, und dies nicht durch ein Überstülpen der vermeintlich statistischen Wahrheit sondern mit einer schonenden niederschwelligen Möglichkeit, sich dieser Wahrheit zu nähern.

5.1.8 Therapieentscheidungen begründen

Therapieentscheidungen sollen individuell und gezielt getroffen werden. Hierzu werden auch komplementäre Therapien gezählt. Damit die Entscheidung nachvollziehbar ist und dieser damit zugestimmt werden kann, bedarf es einer Begründung. Unsicherheit und Verwirrung kann entstehen, wenn dem Wunsch nach Transparenz der Entscheidungen nicht entsprochen wird. Einmal getroffene Entscheidungen werden immer wieder hinterfragt, dies bedarf nicht nur einmal einer Aufklärung, sondern einen kontinuierlichen Beratungsprozess. Die Dosierungshöhe der Chemotherapie ist besonders bei Unverträglichkeiten und Anpassung ein Faktor, der viele Fragen aufwirft. Die Familie hat bei der Wahl der Therapie einen nicht unerheblichen Einfluss.

5.1.9 Abläufe optimieren

Die Optimierung der Abläufe ist ganz wesentlich mit dem Vertrauen in die Institution und sehr eng mit der Rolle der Pflege verbunden. Menschen mit Pankreas- und Magenkarzinom wünschen sich neben der Transparenz die Koordination reibungsloser Abläufe und eine realistische Zeitplanung. Sie wünschen sich eine Einbeziehung in Entscheidungen der Ablaufplanung. Für die Zeit, die sie in der Ambulanz verbringen, wünschen sie sich eine angenehme Atmosphäre in einer angepassten Lautstärke. Damit beziehen sich die Beratungsbedürfnisse von Menschen mit Pankreas- und Magenkarzinom auf qualitätsorientierte und transparente Abläufe, die sich auf eine optimale Kooperation therapeutischer Dienste stützt und mit kurzer Wartezeiten verbunden sind.

5.2   Rolle der Pflege hinsichtlich Beratung

Analysiert man die Interviews hinsichtlich der Rolle der Pflege bei der Beratung von Menschen mit Pankreas- und Magenkarzinom in einer onkologischen Ambulanz, so erhält man ein sehr bemerkenswertes Ergebnis. Es fällt auf, dass sehr häufig Ärzte mit der Beratung in Verbindung gebracht werden, zum Teil auch Oecotrophologen, aber kaum die Pflege. Bei der direkten Frage zur Rolle der Pflege kommen sehr stark differierende Angaben zum Vorschein, die einen direkten Bezug zur Beratung vermissen lassen. Die Fachkompetenz Pflegender wird unterschiedlich beurteilt. Eigenschaften, die sehr klar in Zusammenhang mit der Pflege in der Ambulanz geäußert werden sind Freundlichkeit und die Fähigkeit, jemand aufzumuntern. Auch scheint sich die Pflege Zeit zu nehmen für die Patienten. Die Organisation des Ablaufs ist sehr eng mit der Pflege verknüpft. Klare Erwartungen werden an die Pflege formuliert. Letztendlich wird ein guter Ablauf auch als Verdienst der Pflege angesehen, genauso wie eine telefonische Beratungsmöglichkeit. Mit den Interviews kommt auch der Wunsch nach der Gewährleistung einer Betreuungskontinuität auf.

> „Besser wäre es wenn immer ein Ansprechpartner hätte und … man braucht jemand, mit dem kann man reden und der kommt immer wieder und der weiß dann auch Bescheid. So wie Sie jetzt da sitzen, nicht, und ich erzähl das jetzt und sie wissen, sie haben das jetzt." (Interview B6)

Zusammenfassend ist aus Sicht von Menschen mit Pankreas- und Magenkarzinom in dieser Stichprobe die Pflege kein primärer Ansprechpartner hinsichtlich Beratung. Die Qualitäten der Pflege in diesem Zusammenhang sind Freundlichkeit, zuhören können, aufmuntern und organisieren. Telefonische Ansprechbarkeit und die Sicherstellung einer Betreuungskontinuität wären sehr vorteilhaft.

6   Resümee

Die Ergebnisse zeigen, dass Menschen mit Pankreas- oder Magenkarzinom über die Informationsvermittlung über die Chemotherapie und deren Nebenwirkungen oder die Möglichkeit „Fragen stellen zu dürfen" hinaus einer intensiven Beratung bedürfen. Diese Menschen benötigen eine annehmbare Beratung im Sinne eines psychosozialen Begleiters. Schaeffer & Dirks (2006) formulieren dies in vier Kernaufgaben der Beratung. Eine neutrale und erreichbare niederschwellige Anlaufstelle zu bieten, Bewältigung zu unterstützen und Kompetenz zu fördern, Entscheidungen zu finden und Interessen zu vertreten sowie Wege zu weisen und als Lotse zu fungieren (Schaeffer & Dierks, 2006).

Um Selbstverantwortung nutzen zu können, muss das gesamte Leben mit allen Schwierigkeiten in den Fokus des Interesses betreffender Menschen gestellt werden, und nicht nur die Erkrankung und Chemotherapie mit ihren Nebenwirkungen. Das Verlangen zur Rückkehr in die Normalität kommt stark zur Geltung (Mitchell, 2007). Corbin und Strauss (2004) differenzieren die Arbeit, die bei der Krankheitsbewältigung auf diesem Weg anfällt, als ein Zusammenspiel von krankheitsbezogener Arbeit, biographischer Arbeit und alltagsbezogener Arbeit. Hierbei kann die Pflege einen entscheidenden Beitrag leisten.

Menschen mit Pankreas- und Magenkarzinom begeben sich mit viel Vertrauen in ein onkologisches Zentrum, um dort mit einer individuellen Zielsetzung behandelt zu werden. Dies setzt großes Vertrauen in diese Institution voraus. Es wird neben Teamarbeit, Fachkompetenz und Absprachen untereinander im Besonderen Wert auf die Kongruenz in der Beratung, ein Verstanden fühlen und Ernst nehmen sowie ein angepasstes Niveau der Beratung gelegt. Diese erwarteten Eigenschaften der Beratung setzen eine intakte Beziehungsaufnahme voraus. Das Nicht-Ernst-nehmen ist ein großes Problem. Die PASQOC-Studie zeigt beispielsweise, dass dies für 34,5% der befragten Patienten in onkologischen Ambulanzen und onkologischen Praxen Deutschlands ein Problem ist (Kleeberg et al., 2005). Die Beratungsbeziehung wird in der Beratungsforschung als entscheidende Wirkungsgröße für eine erfolgreiche Beratung ausgezeichnet (Nestmann, 2007). Die Beziehungsgestaltung setzt eine direkte mündliche Beratung voraus, die im Vergleich zu anderen Beratungsquellen für Menschen mit Krebs die erste Wahl darstellt (Dokken, Stukenkemper, Huber & Thoke-Colberg, 2005; Gözüm & Akçay, 2005; Lock & Willson, 2002; Smith et al., 2004).

Das Bedürfnis von Menschen mit Pankreas- oder Magenkarzinom, die Ängste ansprechen zu dürfen, wird in den Untersuchungen zur Progredienzangst – der Angst vor weiterem Fortschreiten der Krankheit – bestätigt (Herschbach et al., 2004; Sanson-Fisher et al., 2000). Die Relevanz zeigt sich auch mit der Erkenntnis, dass die höchsten Werte von Angst bei Menschen mit Pankreaskarzinom zu finden sind (Zabora, BrintzenhofeSzoc, Curbow, Hooker & Piantadosi, 2001). Ängste müssen kommuniziert werden, beschreibt Peplau in ihrer Theorie der interpersonalen Pflege, da das Angstniveau Einfluss auf die Handlungs- und Lernfähigkeit eines Menschen hat (Peplau, 1995). Dies wird auch durch die Ergebnisse von Ichikura bestätigt, dass viel Wissen nicht mit weniger Angst gleich gesetzt werden kann, sondern auch zur Steigerung der Angst führen kann (Ichikura et al., 2004). Folglich ist die Informationsvermittlung nicht zwingend mit einer Angstreduktion verbunden, deshalb muss zu Beginn der Beratung zunächst die Angstsituation abgewogen und thematisiert werden (Stephenson, 2006). Da Untersuchungsteilnehmer die körperlichen Symptome der Angst angesprochen haben, könnte ein Gespräch über die Angst oder Entspannungstechniken helfen, zumindest diese Begleiterscheinungen der Angst zu lindern.

Das Beratungsbedürfnis „Wahrheit finden" beschreibt die Auseinandersetzung mit der Krankheit, der Begleiterscheinungen und deren Bewältigung. Die Untersuchung zeigt, dass diese Krankheiten sehr ausgeprägt mit dem subjektiven Erleben von vorhandenem oder fehlendem Krankheitsgefühl, den Krankheitsursachen, dem Leiden, der Linderung und der Heilung etc. verbunden sind. Diese Interaktion zwischen dem Krankheitsstatus und der Biographie der Kranken sehen Corbin &Strauss (2004) als den reziproken Einfluss auf die Verlaufskurvenbewältigung der Krankheit, d. h. dass eine Krankheit einen nicht unerheblichen Einfluss auf die Biographie der Kranken ausübt. Die Subjektorientierung als Ausgangspunkt der Beratung hat das wichtige Ziel, die Betroffenen als bewusst und aktiv handelnde Akteure wahrzunehmen (Faltermaier, 2007). Aufgrund der dichten Begleitung haben Pflegende die besten Voraussetzungen, um die subjektiven Sichtweisen kennen zu lernen und hierauf die Beratung aufzubauen (Abt-Zegelin, 2005).

Hoffnung hat eine motivierende und kraftspendende Funktion, deshalb muss das Zulassen der Hoffnung besonders in der Beratung von Menschen mit Pankreas- und Magenkarzinom seinen Platz finden. Es existiert eine hochsignifikante positive Beziehung von Hoffnung und der Effektivität von Coping (Felder, 2004). Nach Felder war die Hoffnung bei Patienten mit fortgeschrittener Krebserkrankung sehr groß und er sieht die Möglichkeiten der Pflege zur Förderung der Hoffnung in aktivem Zuhören, Erreichen eines Unterstützungssystems und integrieren von Religion und Humor in der Praxis. Letztendlich kann Pflege den Patienten helfen, realistische Ziele zu setzen (Felder, 2004). Die Hoffnung kann von innen heraus als lebenserhaltende Ader betrachtet werden, kann aber auch über andere beeinflusst werden wie Familie, Freunde und Gesundheitsbeschäftigte.

Das Optimieren der Abläufe ist ein zentrales Thema in vielen Ambulanzen. Die PASQOC-Studie zeigt auf, dass 59,4% über eine viertel Stunde warten, 38,2% schlechte Parkmöglichkeiten haben, für 28,5% der Geräuschpegel zu hoch ist und für 27,5% zu viele Patienten im Behandlungsraum sind (Kleeberg et al., 2005). Die Abläufe scheinen ein Thema zu sein, das den Pflegenden zugewiesen wird, damit muss diese Verantwortung genutzt werden und in der Beratung umgesetzt werden.

7 Relevanz für die Praxis und Fazit

Zur Umsetzung dieser Forschungsergebnisse in ambulante Chemotherapieabteilungen braucht es die Entwicklung, Implementierung und Evaluation von geeigneten Beratungskonzepten mit entsprechend qualifizierten Pflegenden. Neben der Qualifikation der Pflegenden müssen die Strukturkriterien den räumlichen Bedarf, die zeitlichen Ressourcen und ein angepasstes Dokumentationssystem berücksichtigen. Die räumliche Situation muss es ermöglichen, dass ein Beratungsgespräch mit den Betroffenen und deren Familien mit dem erforderlichen Schutz realisierbar ist, um auch ganz persönliche Probleme ansprechen zu können. Die Pflegenden, die diese Beratungsaufgaben übertragen bekommen, müssen dafür gezielt freigestellt werden, d. h. sie müssen die zeitlichen Ressourcen eingeräumt bekommen, möglicherweise unter Hinzuziehung einer Stellenbeschreibung. Die Prozesskriterien sollen den Ablauf des Erstkontaktes zur Herstellung einer therapeutischen Beziehung, die Frequenzen der Beratungskontakte mit dazwischen geschalteten Telefonkontakten zur Aufrechterhaltung der Kontinuität, einen Telefonnotdienst zur Sicherstellung des Riskmanagements sowie die Zusammenarbeit mit anderen Berufsgruppen und die damit erforderliche Abstimmung der Beratung benennen. Die Erstellung von unterstützenden Beratungs- und Informationsquellen zählt ebenfalls hierzu. Die Beratung von Pflegenden darf keine Insellösung werden, sondern bedarf einer engen Vernetzung und Verzahnung zu den anderen therapeutischen Diensten der ambulanten onkologischen Abteilung und eventuell auch darüber hinaus, da diese Krebserkrankung einen sehr komplexen Krankheitsverlauf beschreiben kann und dabei mehrere Dienste und Versorgungssysteme beteiligt sind. Die Berater müssen sich bewusst sein, welche Beratungsaufgaben sie selbst wahrnehmen und welche durch andere Berufsgruppen abgedeckt sind. An Ergebniskriterien muss ein solches Beratungskonzept berücksichtigen, dass jeder der eine entsprechende Beratung wünscht auch mit Zufriedenheit beraten wird, notwendige andere Informations- und Beratungshilfsmittel erstellt und eingesetzt sind, der Beratende zufrieden mit sich und der Situation ist und das Ergebnis evaluiert und dokumentiert ist. Wohlgemerkt kann dies nur ein Rahmengerüst der Qualitätskriterien eines solchen Beratungsdienstes sein, womit die Kontinuität und Effektivität der Behandlung sowie die Zufriedenheit der behandelten Menschen mit Pankreas- oder Magenkarzinom gesichert ist.

Diesen Wünschen an die Beratung muss parallel neben der Therapie Rechnung getragen werden, indem sie den gleichen Stellenwert erhält wie die Behandlungsplanung und die Medikation. Damit kann letztendlich die Versorgungsqualität von Menschen mit Pankreas- und Magenkarzinom in der onkologischen Ambulanz verbessert, die Abläufe optimiert, die Berufszufriedenheit der Pflegenden aufgewertet und das Ansehen des onkologischen Zentrums gesteigert werden.

Literatur

Abt-Zegelin, A. (2005). Was Patienten über ihre Krankheit denken: Subjektive Vorstellungen von Krankheit und Gesundung. *Schwester Pfleger, 44*(01), 53-55.

Adler, G., Seufferlein, T., Bischoff, S. C., Brambs, H. J., Feuerbach, S., Grabenbauer, G. et al. (2007). S3-Leitlinie „Exokrines Pankreaskarzinom" 2007: Ergebnis einer evidenzbasierten Konsensuskonferenz (13.-14.10 2006). *Z Gastroenterol, 45*(6), 487-523.

Corbin, J. M. & Strauss, A. L. (2004). *Weiterleben lernen: Verlauf und Bewältigung chronischer Krankheit* (2., vollständig erweiterte und aktualisierte Auflage). Übersetzt von: A. Hildenbrand. Bern u. a.: Hans Huber. [Original: Corbin, J. M. & Strauss, A. L. (1988). *Unending Work and Care: Managing Chronic Illness at Home*. San Francisco u. a.: Jossey-Bass].

Deutsche Krebshilfe e. V. – Deutsches Krebsforschungszentrum (Hrsg.). (2010). *Fatigue: Chronische Müdigkeit bei Krebs – Antworten, Hilfen, Perspektiven* (Reihe: Die blauen Ratgeber, Band 51. Stand: 7/2010.). Bonn: Deutsche Krebshilfe e. V. http://www.krebshilfe.de/fileadmin/Inhalte/Downloads/PDFs/Blaue_Ratgeber/051_fatigue.pdf

DKFZ – Deutsches Krebsforschungszentrum. (2011a). *Behandlungsverfahren bei Brustkrebs: Chemotherapie – adjuvant, neoadjuvant, palliativ*. http://www.krebsinformationsdienst.de/tumorarten/brustkrebs/chemotherapie.php [Stand: 02.08.2011]

DKFZ – Deutsches Krebsforschungszentrum. (2011b). *Chemotherapie: Substanzen – Welche Zytostatika zur Chemotherapie gegen Krebs gibt es?* http://www.krebsinformationsdienst.de/themen/behandlung/chemotherapie-substanzen.php [Stand: 02.08.2011]

DKFZ – Deutsches Krebsforschungszentrum. (2011c). *Darmkrebs: Behandlung bei Dickdarmkrebs – Chemotherapie und Bestrahlung*. http://www.krebsinformationsdienst.de/tumorarten/darmkrebs/chemo-strahlen.php [Stand: 02.08.2011]

Dokken, H., Stukenkemper, J., Huber, B. & Thoke-Colberg, A. (2005). Wissens- und Beratungsbedarf von Tumorpatienten zu Neben wirkungen der Chemotherapie *Pflegewiss, 7*(5), 289-295.

Dunphy, E. P. (2008). Pancreatic cancer: A review and update. *Clin J Oncol Nurs, 12*(5), 735-741.

Faltermaier, T. (2007). Gesundheitsberatung. In F. Nestmann, F. Engel & U. Sickendiek (Hrsg.) *Das Handbuch der Beratung: Band 2 - Ansätze, Methoden und Felder* (2. Auflage, S. 1063-1081). Tübingen: dgvt.

Felder, B. E. (2004). Hope and coping in patients with cancer diagnoses. *Cancer Nurs, 27*(4), 320-324.

Gözüm, S. & Akçay, D. (2005). Response to the needs of Turkish chemotherapy patients and their families. *Cancer Nurs, 28*(6), 469-475.

Heinemann, V., Boeck, S., Hinke, A., Labianca, R. & Louvet, C. (2008). Meta-analysis of randomized trials: Evaluation of benefit from gemcitabine-based combination chemotherapy applied in advanced pancreatic cancer. *BMC Cancer, 8*(82).

Herschbach, P., Keller, M., Knight, L., Brandl, T., Huber, B., Henrich, G. et al. (2004). Psychological problems of cancer patients: A cancer distress screening with a cancer-specific questionnaire. *Br J Cancer, 91*(3), 504-511.

Ichikura, T., Ogawa, T., Majima, T., Saigusa, S., Yaguchi, Y., Sakamoto, N. et al. (2004). Evaluation of the Japanese Gastric Cancer Association's Gastric cancer treatment guidelines for popular use. *Gastric Cancer, 7*(1), 41-45.

Kleeberg, U. R., Tews, J. T., Ruprecht, T., Hoing, M., Kuhlmann, A. & Runge, C. (2005). Patient satisfaction and quality of life in cancer outpatients: Results of the PASQOC study. *Support Care Cancer, 13*(5), 303-310.

Kruse, J. (2007). *Reader „Einführung in die Qualitative Interviewforschung".* Freiburg: Universität Freiburg, Institut für Soziologie.

Lock, K. K. & Willson, B. (2002). Information needs of cancer patients receiving chemotherapy in an ambulatory-care setting. *Can J Nurs Res, 34*(4), 83-93.

Meyer, L., Ridwelski, K., Meyer, F., Gastinger, I. & Lippert, H. (2008). Qualitätssicherungsstudie zum Magenkarzinom in Deutschland. *Onkologe, 14*(4), 396-402.

Mitchell, T. (2007). The social and emotional toll of chemotherapy: Patients' perspectives. *Eur J Cancer Care, 16*(1), 39-47.

Nestmann, F. (2007). Beratungsmethoden und Beratungsbeziehung. In F. Nestmann, F. Engel & U. Sickendiek (Hrsg.) *Das Handbuch der Beratung: Band 2 - Ansätze, Methoden und Felder* (2. Auflage, S. 783-796). Tübingen: dgvt.

Newell, S., Sanson-Fisher, R. W., Girgis, A. & Ackland, S. (1999). The physical and psycho-social experiences of patients attending an outpatient medical oncology department: A cross-sectional study. *Eur J Cancer Care, 8*(2), 73-82.

Peplau, H. E. (1995). *Interpersonale Beziehungen in der Pflege: Ein konzeptueller Bezugsrahmen für eine psychodynamische Pflege.* Übersetzt von: G. Kelling. Basel u. a.: Recom. [Original: Peplau, H. E. (1988). *Interpersonal Relations in Nursing: A Conceptual Frame of Reference for Psychodynamic Nursing.* Houndmills a. o.: Macmillan].

RKI & GEKID – Robert Koch-Institut & Gesellschaft der epidemiologischen Krebsregister in Deutschland e.V. (Hrsg.). (2008). *Krebs in Deutschland 2003-2004: Häufigkeiten und Trends* (6., überarbeitete Auflage.). Berlin: RKI.

Sanson-Fisher, R., Girgis, A., Boyes, A., Bonevski, B., Burton, L. & Cook, P. (2000). The unmet supportive care needs of patients with cancer: Supportive Care Review Group. *Cancer, 88*(1), 226-237.

Schaeffer, D. & Dierks, M.-L. (2006). Patientenberatung. In K. Hurrelmann, U. Laaser & O. Razum (Hrsg.) *Handbuch Gesundheitswissenschaften* (4., vollständig überarbeitete Auflage, S. 845-880). Weinheim u. a.: Juventa.

Smith, J. A., Kindo, C. C., Kurian, S., Whitaker, L. M., Burke, C., Wachel, B. et al. (2004). Evaluation of patient chemotherapy education in a gynecology oncology center. *Support Care Cancer, 12*(8), 577-583.

Stephenson, P. L. (2006). Before the teaching begins: Managing patient anxiety prior to providing education. *Clin J Oncol Nurs, 10*(2), 241-245.

Wilke, H., Willich, N., Meyer, H. J. & Stahl, M. (2008). Neoadjuvante und perioperative Therapie des Magenkarzinoms. *Onkologe, 14*(4), 370-380.

Zabora, J., BrintzenhofeSzoc, K., Curbow, B., Hooker, C. & Piantadosi, S. (2001). The prevalence of psychological distress by cancer site. *Psychooncology, 10*(1), 19-28.

Lese-Rechtschreib-Schwäche, (k)ein Thema für die Altenpflege: Wie erleben Auszubildende in der Altenpflege mit einer Lese-Rechtschreib-Schwäche ihre Situation?

Gabriele Ensink

Gliederung

Zusammenfassung

Altenpflegekräfte sind in ihrem Berufsalltag in hohem Maße gefordert ihre pflegerische Arbeit schriftlich zu planen und zu dokumentieren. Die Erfüllung dieses Aufgabenbereichs kann für Pflegekräfte mit eingeschränkter Rechtschreibkompetenz zu belastenden Situationen führen. Oft wird diese eingeschränkte Rechtschreibkompetenz bereits in der Altenpflegeausbildung für die Lehrenden offensichtlich. Die im Folgenden beschriebene Forschung beschäftigt sich mit dem Erleben und den Sichtweisen der von einer Rechtschreibschwäche betroffenen Auszubildenden in der Altenpflege. Ebenso werden die Auswirkungen auf das Lernverhalten von betroffenen Altenpflegeschülern und deren Interpretation von Lehrerverhalten im Umgang mit erkennbaren Rechtschreibschwierigkeiten beleuchtet.

1 Einleitung

Seit Mitte der 80er Jahre bemüht man sich, in der Altenpflegearbeit im Rahmen des Pflegeprozesses die schriftliche Planung von Pflege durchzusetzen. Trotz aller Bemühungen, auch in Form entsprechender Fortbildungen, gelingt die Umsetzung nur lückenhaft. Gleichzeitig wird nach Ansicht von Experten (Heimaufsichtsbehörden, MDK) nur sehr „mager" dokumentiert (MDS, 2007 sowie unveröffentlichte Berichte der

Heimaufsichten nach §22 HeimG; 2009). Aus zahlreichen Gesprächen mit Lehrenden und eigenen Erfahrungen ergaben sich Hinweise, dass eine ganze Anzahl der Auszubildenden in der Altenpflege Schwierigkeiten mit der Rechtschreibung hat. Hier stellt sich die Frage, ob es nicht einen Zusammenhang geben könnte zwischen Rechtschreibeschwäche bei Pflegekräften und mangelhaft durchgeführten Pflegeplanungen und Dokumentationen. Auf Grund eigener Recherchen (Deutsche Bibliothekskataloge, Internet sowie Fachzeitschriften[9] für Legasthenie) und Gesprächen mit in diesem Bereich ausgewiesenen Experten (Dipl. Päd. J. Kühny, IGEL Ladenburg; Dipl. Psych. Dr. Przybylla; Dipl. Psych. W. Keinath †; Dr. W. Becker, Bundesinstitut für Berufsbildung) ergab sich, dass in der Fachliteratur dazu jedoch keinerlei Untersuchungen zu finden sind. Dies hat mich veranlasst, mich mit der Problematik der Lese-Rechtschreib-Schwäche (LRS) in der Altenpflege genauer zu befassen.

Bei der beschriebenen Arbeit handelt es sich um eine dreiteilige Studie, deren erster Teil Effekte als Folge einer vermutlichen Lese-Rechtschreibschwäche bei einer Gruppe von Auszubildenden der Altenpflege quantitativ erfasst. Der zweite Teil der Studie ging den Fragen nach, wie die Betroffenen ihre Situation erleben und wie sie mit der vorhandenen Problematik umgehen. Im dritten Teil der Studie wurden Lehrkräfte aus der Altenpflege zu ihren Einstellungen und ihrem Verhalten zur Problematik der Lese-Rechtschreibschwäche befragt. Aus den Erkenntnissen der Studie wurde ein pädagogisches Konzept zur Verbesserung von Rechtschreibkompetenz bei Auszubildenden in der Altenpflege entwickelt. Gegenstand dieses Artikels wird die Vorstellung der Ergebnisse des zweiten Teils der Studie sein. Um ein besseres Verständnis der Aussagen der Auszubildenden hinsichtlich des Verhaltens der Lehrenden zu ermöglichen, werden zudem die hierfür bedeutsamen Ergebnisse des dritten Studienteils zusammenfassend dargestellt.

2   Hintergrund

2.1   Definition der Begriffe Legasthenie und Lese-Rechtschreib-Schwäche

Legasthenie ist aus dem Griechischen abgeleitet und bedeutet Leseschwäche (leg = lesen und asthenia = Schwäche). Heute spricht man eher von einer Teilleistungsstörung, der Lese-Rechtschreib-Schwäche, kurz: LRS. Bei der LRS besteht eine deutliche Beeinträchtigung der Lesefertigkeit, des Leseverständnisses und der Rechtschreibfähigkeit in unterschiedlich starker Ausprägung; aber auch eine isolierte Beeinträchtigung der Rechtschreibfähigkeit ist möglich (Knölker, 1997).

Die Lese- Rechtschreibschwäche stellt ein weltweit verbreitetes Phänomen dar, dem die WHO in ihrer *International Classification of Diseases* (ICD-10) durch eine eigene Definition Rechnung trägt (WHO, 2011, F81.0):

> Das Hauptmerkmal ist eine umschriebene und bedeutsame Beeinträchtigung in der Entwicklung der Lesefertigkeiten, die nicht allein durch das Entwicklungsalter, Visusprobleme oder unangemessene Beschulung erklärbar ist. Das Leseverständnis, die Fähigkeit, gelesene Worte wieder zu erkennen, vorzulesen und Leistungen, für welche Lesefä-

---

[9] Sonderpädagogik, Alpha-Forum: Zeitschrift für Alphabetisierung und Grundbildung

higkeit nötig ist, können sämtlich betroffen sein. Bei umschriebenen Lesestörungen sind Rechtschreibstörungen häufig und persistieren oft bis in die Adoleszenz, auch wenn einige Fortschritte im Lesen gemacht werden. Umschriebenen Entwicklungsstörungen des Lesens gehen Entwicklungsstörungen des Sprechens oder der Sprache voraus. Während der Schulzeit sind begleitende Störungen im emotionalen und Verhaltensbereich häufig.

2.2   Epidemiologie

Trotz aller pädagogischen und didactischen Bemühungen seitens gut ausgebildeter und engagierter Lehrkräfte gelingt es manchen Kindern nur bruchstückhaft, richtig lesen und schreiben zu erlernen. Drei bis sieben Prozent aller Schulkinder sind von einer solchen mehr oder weniger stark ausgeprägten Form der LRS betroffen, die häufig als Legasthenie bezeichnet wird. Der Anteil der Jungen ist dabei 4 bis 10 Mal so hoch wie der der Mädchen (persönliche Kommunikation mit Julia Kühny, 2010). Da es in Deutschland bis dato keine empirischen Untersuchungen darüber gibt, wie groß der Anteil der betroffenen Erwachsenen mit Lese- und Rechtschreibschwäche ist, sind in der Literatur angegebene Zahlen nur geschätzt und deshalb nicht wirklich aussagekräftig. Auch sind die vorliegenden Testungsmöglichkeiten nur für Kinder und Jugendliche bis zum 16. Lebensjahr geeignet, ein echter Nachweis einer LRS bei Erwachsenen ist also gar nicht möglich. Sicher ist nur, dass die Dunkelziffer nicht unerheblich ist; die Schätzungen liegen in einem Bereich zwischen 0,75% bis 14% (Döbert & Hubertus, 2000). So bleibt nur die Möglichkeit, das Phänomen aus dem Blickwinkel der mit einer LRS verbundenen Effekte, wie hier z. B. Probleme mit der Orthographie, zu betrachten

2.3   Formen der LRS

Die LRS kann nach Firnhaber (1987) in vier verschiedene Formen unterteilt werden:

- als Teil einer angeborenen oder erworbenen Lernbehinderung
- als Folge der Benachteiligung durch das Milieu, aus dem das Kind entstammt
- als Folge oder Teil einer primären Verhaltensstörung
- als angeborene LRS bei normaler bis überdurchschnittlicher Intelligenz

Die Auswirkungen der LRS auf die Persönlichkeitsentwicklung und die spätere Lebenssituation sind bisher nur sehr begrenzt erforscht.

3   Forschungsinteresse und leitende Forschungsfrage

- Welche Gefühle lösen Effekte einer eventuellen LRS bei den Betroffenen aus?
- Haben die Effekte der LRS Auswirkungen auf das jeweilige Lernverhalten der Altenpflegeschüler/innen?

4   Design der hier berichteten Forschungsteile

Im qualitativen Teil der Studie sollte die von den Probanden subjektiv erlebten Erfahrungen bezüglich ihrer Problematik der Rechtschreibschwäche analysiert werden; deren Sicht in Hinblick auf soziale Situationen und Regeln sollten verstanden werden (Flick, 1995). Es sollte eruiert werden, ob und in welcher Weise sich eine Rechtschreibschwäche auf die Ausbildung der Betroffenen auswirkt. In der Konzeption der Studie wurden deshalb offene Interviews als Methode der Wahl angesehen. Es wurden insgesamt zehn Probanden interviewt. Die Beschreibung einer bestimmten Ausgangssituation diente als Eingangsgeschichte zu den fokussierten Interviews. Für die Befragung selbst lag ein Leitfaden zur Strukturierung vor, der als Hilfestellung diente.

Um die gewonnenen Daten aus den Interviews auswerten zu können, wurden diese zunächst transkribiert, um die Transkripte danach in Sinneinheiten aufzugliedern und im nächsten Schritt zu paraphrasieren. Diese Paraphrasen sollten in der Folge zunächst generalisiert und dann kategorisiert werden. Dieses Verfahren entspricht der qualitativen Inhaltsanalyse nach Mayring. Das Datenmaterial wird in diesem Verfahren so reduziert und abstrahiert, dass die wesentlichen Aspekte in Form eines Kategoriensystems herausgefiltert werden (Mayring, 1993).

5 Ergebnisse

5.1 Auszubildende

In der Analyse der Interviews ergaben sich Kategorien der emotionalen Befindlichkeit der Betroffenen und der damit in Zusammenhang stehenden Faktoren. Die Hauptkategorien der Analyse waren:

- Wertigkeit von Rechtschreibung
- Emotionale Auswirkungen auf Betroffene mit Rechtschreibschwäche
- Ressourcen der Betroffenen
- Lehrerverhalten aus Sicht der Betroffenen

Vorab sei erwähnt, dass besonders eine Probandin stark im Mannheimer Dialekt spricht. Um zu verdeutlichen, wie groß der Abstand zwischen Dialekt und Schriftsprache sein kann, wird im Folgenden ihr erstes Statement zunächst im Original in Mundart aufgezeigt. Des Weiteren werden ihre Zitate ins Schriftdeutsche übertragen, da Menschen, die des Kurpfälzischen nicht mächtig sind, sich sonst sehr schwer tun könnten beim Lesen. Grammatikalische Eigenheiten wurden belassen.

Bei der Einschätzung der **Wertigkeit von Rechtschreibung** machten alle Befragten deutlich, dass das Einbeziehen von Rechtschreibfehlern in die Notengebung als nicht richtig erachtet wurde, da es nicht um Rechtschreibung, sondern um fachliche Leistungen gehe.

„Jedenfalls würd die Schülerin Recht kriege, weil ... des isch mir auch schun öfter passiert ...ähm... ähm ... weil... weil sie eigentlich ja ... also ich find Rechtschreibung derf nur benotet werre im Diktat und ansunschten net und au bei Ufsätz oder sunscht irgendwelche annere Facharbeite is es üwerflüssig, Rechtschreibung zu bemängeln, wenn se falsch is... Also Schülerin hätte bei mir auf jeden Fall Recht." (A1)

Schriftdeutsche Übersetzung:

„Jedenfalls würde die Schülerin Recht kriegen, weil ... es ist mir auch schon öfter passiert ...ähm... ähm ... weil... weil sie eigentlich ja ... also ich find Rechtschreibung darf nur benotet werden im Diktat und ansonsten nicht und auch bei Aufsatz oder sonst irgendwelche andere Facharbeiten ist es überflüssig, Rechtschreibung zu bemängeln, wenn sie falsch ist... Also Schülerin hätte bei mir auf jeden Fall Recht." (A1)

Dabei sind die betroffenen Auszubildenden durchaus der Meinung, dass man auch als Erwachsener seine Rechtschreibefähigkeiten verbessern kann. Trotzdem sind einige der Überzeugung, dass ein Restdefizit bleibt, mit dem man eben leben muss.

„Ja schon, entweder .. was weiß ich .. wenn sie vielleicht mal einen Schreibkurs machen wurde oder so irgendwas oder ähm .... so durch Übung oder wenn sie halt immer wieder etwas gesagt kriegt - ja das und das hast Du übrigens falsch geschrieben – wenn sich das vielleicht merken tät, aber ganz weg tät sie das wahrscheinlich eh nicht kriegen." (A7-11)

Die **emotionalen Auswirkung auf Betroffene mit Rechtschreibschwäche** wurde in den Interviews deutlich. Alle betroffenen Interviewpartner thematisierten dies und einige weinten während der Interviews. So entwickelten Betroffene auf Grund von Schwierigkeiten eine Unsicherheit, weil ihnen letztlich ihre Schwäche klar ist.

„wenn ich das dann irgendwann mal durchlese, dann komm ich mir selber ein bisschen dappig vor, aber .. ich kann's ja auch nicht durchstreichen oder ich darf's ja auch nicht..ähm ..ähm .. dass man's dann net lesen kann .. ich muss es ja so.. so stehen lassen, nä, von daher...Aber in dem Moment.. is es einfach so." (D8)

Es besteht offensichtlich eine gewisse Scham darüber, nicht richtig zu schreiben, welche Betroffene verunsichert. Es entsteht das Gefühl, von Anderen als etwas dumm angesehen zu werden, wodurch das Selbstwertgefühl Schaden nimmt. Gleichzeitig glauben die Betroffenen, dass sie hier einen Mangel aufweisen, also eine wichtige Fähigkeit fehlt. Es besteht ein Defizitgefühl.

„Ich hab das halt .. net so entscheiden können, wie's eigentlich sein soll... und... da wurd ich auch von meinen Mitschülerinnen so fertig gemacht und irgendwie auch als Außenseiterin hingestellt. Und das hat mich dann irgendwann mal so fertig gemacht." (B20/21)

Ein weiteres Beispiel für bestehende negative Gefühle:

„Das sind einfach so ... ich weiß nicht, wie ich das.. eh.. wie ich das sagen soll, so ..hm.. Minderwertigkeitskomplexe sag ich dann... ich kann das nicht... Also müsst ich ja eigentlich noch einmal in die Schule gehn und wieder en.. en.. en.. en.. sozusagen .. äh .. 'n Kurs machen für Deutsch...." (D59)

Um diesen negativen Gefühlen besser begegnen zu können, zeigen die Betroffenen dann eine Reihe von Entlastungsstrategien, wie z. B. die Entstehung von Gleichgültigkeit gegenüber Kritik.

„Ja, aber irgendwann gewöhnt man sich halt daran und ... solang die Not noch nicht ganz so schlimm ist, ist es dann Wurscht." (A29)

Neben dem Versuch, Kritik in diesem Bereich weniger an sich herankommen zu lassen, gibt es die Tendenz, der Konfrontation mit dem Defizitgefühl durch Schulverweigerung oder Rückzug zu begegnen. Sie versuchen sich innerhalb des Unterrichts zurück zu ziehen und sich möglichst unauffällig zu verhalten, um so Konfrontationen auszuweichen. Oder sie verweigern sich gar ganz, in dem sie nicht mehr in den Unterricht kommen. Die Strategie des „nicht auffallen wollen" wird gewählt.

„Ja, dass ich dann zum Schluss gar nich mehr zum Unterricht komme wenn's denn halt wirklich extrem wird ..hm ..sein würde. Was heißt nicht kommen, also .. ähm .. wie gesagt, wenn es extrem wär. Aber wenn das trotzdem so ... akzeptabel wär, würd ich dann gar nicht mich melden oder gar nicht mitmachen. Ich würd zwar den Unterricht dort mitkriegen, aber .. wenn die .. also mich mit ihm unterhalten will ich nicht so wirklich." (B14/15)

In der Praxis weicht man schriftlichen Aufgaben so oft wie möglich aus. Insgesamt scheint Vermeidungsverhalten für viele Betroffene der Lösungsweg zu sein.

„Also alles, was mit Bürodingen zu tun hat, mit schriftlichen Dingen... meid ich ein bisschen. Drück ich mich, solang wie's geht. Ich sag dann, ich vergess es – ich hab's vergessen." (D23/24)

Die Betroffenen nennen aber auch eine Reihe von **Ressourcen**, die ihnen helfen, mit ihrem Problem zurechtzukommen. So scheint Selbstvertrauen, also das Vertrauen in eigene Fähigkeiten und innere Stärke, die Defizitgefühle aufzufangen.

„Nee, wenn man selbstbewusst hat und wenn man stark ist und wenn man sagt, gut ich schaff das, ich bin kräftig, dann schafft man das auch. Man sollte nicht.. äh .. immer .. auf den anderen Menschen hören denk ich, man sollte nur auf sich selber vertrauen und Selbstbewusst haben. Und ein bisschen Stolz gehört auch dazu ..." (B24-26)

Letztendlich lässt die Betroffenen ihre Liebe zum Beruf trotz aller Schwierigkeiten durchhalten. Sie möchten in der Altenpflege arbeiten und nehmen dafür ihre Probleme bei den ständig wachsenden schriftlichen Aufgaben in Kauf.

„Ja, ich mach meinen Beruf auch sehr gern, so ist das nicht. Ich sag dann sogar, ich könnt' mir auch nix anderes vorstellen, ich möchte auch gar nix anderes machen." (D17)

Wie gehen nun Lehrer nach Meinung der Betroffenen mit diesen verschiedenen Einflüssen um? Welches Verhalten nehmen die Betroffenen bei Lehrern in Bezug auf ihre Rechtschreibschwäche wahr? **Lehrerverhalten wird aus Sicht der Betroffenen** in drei verschiedenen Ebenen gesehen. Zunächst sei hier das von Betroffenen **negativ** in seiner Wirkung beschriebene Lehrerverhalten aufgezeigt. Immer wieder wird durch die Probanden mangelnde Fairness mancher Lehrer erwähnt. Nicht selten scheinen Betroffene Abwertung durch Lehrer zu erleben, wenn ihre Schwäche offensichtlich wird und die Betroffenen empfinden mangelndes Verständnis der Lehrer als unpädagogisch. Einige Lehrer gehen nicht weiter auf die offensichtlichen Schwierigkeiten der Betroffenen ein, sicher in der guten Absicht, deren Verunsicherung nicht noch durch negative Rückmeldung zu verstärken. So wird die Rechtschreibschwäche als Tabuthema behandelt.

> „Hm ... Beispiel ... es es war zwar Deutschunterricht aber es ging eigentlich nicht um Rechtschreibung oder etwas dergleichen, sondern mehr um, dass Du äh ähm ... Sachen ähm zusammen im in einen Reim zusammen bringst. Und äh ... da war'n halt auch ein paar Schreibfehler drin und durch die Schreibfehler wurde eben auch eine Note abgezogen. Also ich hab mich dann so aufgeregt, aber es hat dann eh keinen Sinn gehabt, weil man gleich abgeblockt worden ist." (A21 u 28)

Es ist den von Rechtschreibeschwäche Betroffenen nicht recht, wenn auf ihr Problem von Seiten der Lehrer nicht reagiert wird. Sie empfinden Lehrer, die auf das Problem reagieren, als positiv, aber wie sollte die Reaktion aussehen, damit das Lehrerverhalten aus Sicht der Betroffenen **positive** Wirkung hat? Betroffene wünschen sich, Lehrer sollen Unterstützung anbieten, damit sie die Chance bekommen, an ihrer Schwäche zu arbeiten. Nicht unbedingt wird diese Hilfe von den Lehrern selbst erwartet. Lehrer sollen über mögliche Hilfen informieren, denn wer Schwierigkeiten mit dem Lesen und/oder Schreiben hat, ist selbst nur eingeschränkt in der Lage sich die Informationen zu beschaffen.

> „Ja dass man sich darüber einfach nicht lustig macht, dass man es einfach versucht, mit denen vielleicht mehr zu machen, oder er sagt, du pass auf, du hast da Schwierigkeiten, komm ... hm ... wir machen ein bisschen Nachhilfe oder da gibt's Kurse, ... wo, wo man sagt, probier das einfach aus, geh in Deutschkurse, ich mein, das kann sich auch nicht jeder erlauben, nä, wie die in einer Familie, meistens kostet ja was, nä?" (D41)

Daneben scheint es Lehrerverhalten zu geben, das aus Sicht der Betroffenen jeweils sehr unterschiedlich aufgenommen werden kann, also negativ oder positiv wirkt. Lehrer reagieren **uneinheitlich** und zeigen damit als Team für die betroffenen Schüler keine klare, voraussehbare Linie in ihrem Verhalten bezüglich der Rechtschreibschwierigkeiten.

> „Ja auf jeden Fall ... also manche reagieren eben dann halt so wie Noteabzug oder dass du dann eben äh irgendwann einmal gefragt wirst ob du nicht richtig Deutsch kannst, obwohl du von hier kommst, oder sei es vom Schreiben und Lesen, es ist dann egal ähm ... das ist ... manche sehen es ganz normal und merken es gleich, dass man da eigentlich eine Schwäche hat, äh, äh ... die anderen ähm manch... da gibt's wieder manche, die bringen dann so gar keinen Kommentar." (A39/40)

Dabei ist das Verhalten mancher Lehrer aus Sicht der Betroffenen sogar von Schüler zu Schüler unterschiedlich. Lehrer reagieren individuell auf die Einzelnen und dies wird von den Betroffenen selbst auch unterschiedlich gewertet. Manchmal wird dies als ungerecht empfunden, gelegentlich aber auch positiv, als Versuch individueller Förderung der jeweils Betroffenen.

> „Wie gesagt, ich kann beide Seiten verstehen, wenn einer es wirklich nicht kann, schon immer Probleme mit Rechtschreibung hat, wie es jetzt hier in dem Fall der Beispiele ist, äh denk ich mal, äh wär's vielleicht ungerechtfertigt, da hätt man früher drüber reden sollen, in anderen Fällen fänd ich's dann eventuell gerechtfertigt. Kommt auf den konkreten Fall drauf an." (C7)

Das Gleiche gilt für Druck durch Lehrer. Dieser wird unterschiedlich wahrgenommen. Im Einzelfall kann er je nach der Person des Betroffenen als unnötige Verstärkung der Verunsicherung des Betroffenen oder als *„Schieben in die richtige Richtung"* und damit individuelle Förderung des Betroffenen verstanden werden. Es handelt sich in diesem Bereich um Aussagen einzelner Probanden, die sicher nicht als allgemeingültig bezeichnet werden können.

> „Es gibt Leute, die sind für Sprachen nicht begabt, das kommt teilweise auf die Sprache drauf an, aber ich denk einfach mal, ähm, wenn jemand nicht den Anreiz hat, was zu tun, dann bringt das, ähm, es wird keiner von sich aus sagen, ich bin jetzt so schlecht, ich setz mich jetzt noch mal hin, grad dann wenn er aus der Schule draußen ist, und macht was und, ähm, deswegen wär dann d… in dem Moment so 'ne Strafe von wegen von den Noten her ganz okay, weil dann hätten se 'nen Reiz, was zu tun, weil jeder will 'ne gute Note haben." (C13)

Dennoch weisen sie gleichermaßen wie die anderen Äußerungen darauf hin, dass Lehrer sehr wohl durch ihre Einstellung und ihre Reaktion auf die Problematik der Rechtschreibschwäche Einfluss haben können.

5.2   Lehrende

Leider ist es im Rahmen dieses Artikels nicht möglich, auch die Ergebnisse der Interviews mit der Probandengruppe der Lehrenden in der Altenpflegeausbildung detailgenau darzustellen. Dennoch sollen diese in einigen kurzen Sätzen beschrieben werden. Vergleicht man die Ergebnisse der beiden Studienteile, so erkennt man die Übereinstimmung der Aussagen beider Probandengruppen über die Wertung von Rechtschreibemängeln in Facharbeiten während der Ausbildung. Sowohl Schüler als auch Lehrer finden Notenabzug auf Grund von Orthographiefehlern nicht korrekt. Trotzdem sind Lehrer der Ansicht, dass es Grenzen der Akzeptanz geben muss, die in der Verständlichkeit des Geschriebenen liegt. Weil sich in der praktischen Arbeit der zukünftigen Altenpfleger/innen ein gutes Maß an Schreibarbeit ergibt, müssen diese nach Meinung der Lehrenden die Fachsprache beherrschen und verständlich schreiben können. Dokumentationen müssen eindeutig sein, damit es zu keiner Gefährdung der betreuten Menschen kommt. Dass dabei nicht eindeutig klar ist, wo diese akzeptable Grenze des Verständlichen liegt, ist sicher die Ursache dafür, dass Schüler die Lehrer mit mangelndem Verständnis erleben. Dessen ungeachtet wird der Lehrer diese Grenze ziehen müssen. Lehrer geben durchaus zu, gelegentlich die Fähigkeiten von Schülern mit mangelnder Rechtschreibkompetenz falsch einzuschätzen. Sie schließen zunächst von der Rechtschreibschwäche auf allgemeine Lernschwierigkeit und stellen später nicht selten fest, dass dies nicht immer der Fall ist. In den Interviews äußern sie ihrer Überraschung darüber, dass sich einige dieser rechtschreibschwachen Schüler durch besondere Empathiefähigkeit auszeichnen, einer Schlüsselqualifikation, die für pflegerische Berufe besonders elementar ist und deshalb in der Ausbildung gefördert werden soll (Ensink, 2005; Sowinski & Behr, 2002)

6   Diskussion und Fazit

Die Studie konnte zeigen, dass das Ausmaß der Lese- Rechtschreibprobleme der einzelnen Betroffenen unterschiedlich groß ist, genauso wie der Grad des damit verbundenen Leidensdrucks. Offensichtlich sind die von dieser Schwäche Betroffenen derart verunsichert, dass sie das vorhandene Verständnis der Lehrenden kaum wahrnehmen. Die Lehrer wiederum fühlen sich in der Situation hilflos und von Rahmenbedingungen eingeschränkt, die ihnen die gezielte Förderung von rechtschreibschwachen Auszubildenden fast unmöglich machen.

Der Bandbreite an negativen Erfahrungen und Empfindungen ist aus pflegepädagogischer Sicht nur schwer zu begegnen. Die Verbesserung der Lese- Rechtschreibkompetenz ist ein lang andauernder Prozess, der Geduld und Ausdauer aller Beteiligten erfordert und somit ist Erfolg eines Konzeptes nicht ad hoc ersichtlich.

Zeitgleich befindet sich die Altenpflege in einer Phase zunehmender Professionalisierung. Mit massiven Veränderungen im Bereich der Versorgung alter, pflegebedürftiger Menschen versucht man der demographischen Entwicklung gerecht zu werden. Von den Pflegenden wird erwartet, dass sie auf diese veränderten Anforderungen adäquat reagieren. Im Zuge dessen wurde die Ausbildung vereinheitlicht und ein Ausbildungskonzept vorgegeben, das handlungsorientiert ist und die Fähigkeit zur eigenständigen Problemlösung fördern soll.

Neben der Ausbildung von Sachkenntnissen und Fertigkeiten sollen unter anderem auch grundlegende Fähigkeiten wie Empathiefähigkeit, soziales Denken und Handeln und Kooperationsfähigkeit gefördert werden (Sowinski & Behr, 2002). Die Arbeit in der Altenpflege steht in engem Zusammenhang mit der demographischen Entwicklung und der damit verbundenen Generationsproblematik und ist nach meinem Erachten immer auch Arbeit an einem von Klafki als epochaltypisches Problem bezeichneten Bereich, nämlich dem der Bekämpfung von Ungerechtigkeit (Klafki, 1996). Für Klafki trägt die Pädagogik die Verantwortung dafür, jungen Menschen aber auch Erwachsenen in Aus- und Weiterbildung die notwendigen Grundlagen zu vermitteln und deren Kompetenzen weiter zu entwickeln. Damit ist Bildung Förderung der Fähigkeit freiheitlich-demokratischen und sozialen Denkens und Handelns (Klafki, 1996). Es scheint geboten, sich hier Klafkis Meinung anzuschließen, der es für fatal hält, sie als Vorbedingung von Bildung zu erklären (Klafki, 1996). Sie zu fördern sollten hingegen als notwendiger Teil der Ausbildung angesehen werden, da diese Grundfähigkeit zukünftigen Altenpflegekräften abverlangt wird, denn Pflegeplanungen und Dokumentationen müssen in umfangreichem Maß erstellt werden.

Sozial denken und handeln können, sich in andere einfühlen und für ihre Situation Mitverantwortung übernehmen zu können und wollen sind folglich elementare Fähigkeiten für Pflegende in der Altenpflege. Wenn Lehrer aussagen, dass gerade die rechtschreibschwachen Auszubildenden diese Fähigkeiten oft in besonderem Maß zeigen, ist dies aus pädagogischer Sicht Grund genug, den betroffenen Schülern Hilfe anzubieten, weil Lesen und Schreiben freilich wichtige Grundfähigkeiten sind, aber dennoch im Klafki´schen Sinne Sekundärtugenden darstellen.

Entsprechend ist zu hoffen, dass rechtschreibschwache Auszubildende selbstbewusster mit schriftlichen Arbeiten umgehen. Der wichtigste Schritt für die Betroffenen ist deshalb meines Erachtens die Lese- Rechtschreibschwäche zu enttabuisieren. Es muss klar werden, dass diese Teilleistungsschwäche wirklich nur eine Schwäche ist, an der man arbeiten kann und soll, die aber nichts über die sonstigen Fähigkeiten eines Menschen aussagt. Meiner Ansicht nach hat Davis recht, wenn er behauptet, dass Legastheniker zu sein in Deutschland immer noch wie ein Makel behandelt wird und es immer noch beschämend ist, zuzugeben, dass man Rechtschreibeschwierigkeiten hat (Davis, 1998).

Literatur

Davis, R. D. (1998). *Legasthenie als Talentsignal*. Kreuzlingen: Ariston.

Döbert, M. & Hubertus, P. (2000). *Ihr Kreuz ist die Schrift*. Münster, Stuttgart: Klett.

Ensink, G. (2005). *Lese- Rechtschreibschwäche, (k)ein Thema für die Altenpflege; Pflegepädagogik, EFH Ludwigshafen* (Unveröffentlichte Diplomarbeit zur Erlangung des Titels Diplom-Pflegepädagogin (FH)). Evangelische Fachhochschule Ludwigshafen, Fachbereich IV: Sozial- und Gesundheitswesen.

Firnhaber, M. (1987). *Legasthenie: Wie Eltern helfen können*. Frankfurt: Fischer.

Flick, U. (1995). *Qualitative Forschung: Theorie, Methoden, Anwendung in Psychologie und Sozialwissenschaften*. Reinbek bei Hamburg: Rowohlt.

Klafki, W. (1996). *Neue Studien zur Bildungstheorie und Didaktik* (5. Auflage). Weinheim, Basel: Beltz.

Knölker, U. (1997). Entwicklungsstörungen. In U. Knölker, F. Mattejat & M. Schulte-Markwort (Hrsg.) *Kinder- und Jugendpsychiatrie systematisch* (S. 54-101). Bremen, Lorch: Uni-Med.

Mayring, P. (1993). *Einführung in die qualitative Sozialforschung: Eine Anleitung zu qualitativem Denken* (2., überarbeitete Auflage). Weinheim: Psychologie-Verlags-Union.

MDS – Medizinischer Dienst des Spitzenverbandes Bund der Krankenkassen e.V. (Hrsg.). (2007). *2. Bericht des MDS nach § 118 Abs. 4 SGB XI: Qualität in der ambulanten und stationären Pflege* (Stand August 2007.). Essen: MDS. http://www.mds-ev.org/media/pdf/Zweiter_Bericht_des_MDS.pdf [Zugriff am: 24.01.2011]

MDS – Medizinischer Dienst des Spitzenverbandes Bund der Krankenkassen e.V. (Hrsg.). (2009). *Pflegebericht des Medizinischen Dienstes 2007-2008* (Stand Juni 2009.). Essen: MDS. http://www.mds-ev.org/media/pdf/ Pflegebericht_2007-2008.pdf [Zugriff am: 24.01.2011]

Sowinski, C. & Behr, R. (2002). *Bundeseinheitliche Altenpflegeausbildung: Materialien für die Umsetzung der Stundentafel* (erstellt im Auftrag des Bundesministeriums für Familie, Senioren, Frauen und Jugend (BMFSFJ)). Köln: Kuratorium Deutsche Altershilfe (KDA). http://www.kda.de/files/curriculum/curric-kda.pdf [Zugriff am: 10.07.2011]

WHO. (2011). *ICD-10-WHO Version 2011*. http://www.dimdi.de/static/de/klassi/diagnosen/icd10/htmlamtl2011/block-f80-f89.htm [Stand: 26.07.2011]

Teil 3: Pflege – die verändert und verändert wird

Der „Liverpool Care Pathway for the Dying Patient" als Navigationshilfe: Die Vorstellung eines Leitfadens zur Begleitung Sterbender

Elke Müller

Gliederung

Zusammenfassung

Die Begleitung sterbender Menschen stellt hohe Anforderungen an die professionellen AkteurInnen, die vor allem ein gemeinsam abzustimmendes Vorgehen nahe legt. Aus diesem Anspruch heraus wurde in Großbritannien ein multiprofessioneller Leitfaden entwickelt, der als „Liverpool Care Pathway for the Dying Patient (LCP)" weltweit Eingang in die palliative und hospizliche Betreuungslandschaft findet. In diesem Beitrag wird die deutschsprachige Version 11 vorgestellt, um einen ersten Eindruck über seine Ziele und Intentionen sowie seine Handhabung zu vermitteln. Darüber hinaus werden Voraussetzungen zu dessen Einsatz benannt und weiterführende Informationen gegeben.

1 Der Liverpool Care Pathway for the Dying Patient (LCP): Hintergrund und durch Literatur gestützte Vorüberlegungen

Wenn man bedenkt, dass es der Wunsch der meisten Menschen ist, im heimischen Bett zu sterben, sprechen Statistiken über die häufigsten Sterbeorte eine andere Sprache. Student und Napiwotzky (2007) diskutieren, dass etwa 58% der außerhalb ihres persönlichen Umfeldes Sterbenden ihr Leben im Krankenhaus und 30% im Pflegeheim beenden. Unklar bleibt allerdings, wie viele der im Pflegeheim Sterbenden noch kurz vor ihrem Lebensende in eine andere Institution (v. a. Krankenhaus) verlegt werden, obwohl jede Verlegung zur Verkürzung eines Menschenlebens in dieser Phase aktiv beiträgt (Student, 1998). Die Gründe bzw. auslösenden Faktoren sind unterschiedlich: z. B. Tabuisierung von Sterben und Tod, Isolierung Sterbender oder fehlende Trauermöglichkeiten. Sie lassen aber erkennen, dass der Umgang mit dem Sterben in den Einrichtungen, in denen "gestorben wird" – wider Erwarten – nicht selbstverständlich ist, sondern vielmehr zu Überforderungen der pflegerischen MitarbeiterInnen führen kann. Dies merkt Student (1998) zumindest für Pflegeheime an, ist aber in anderen Szenarien, wie im Krankenhaus ebenso denkbar. Vor allem begünstigen unzureichend entwickelte Strukturen zwischen unterschiedlichen Institutionen, in denen gepflegt wird, die Verlegungspraktik im „letzten Augenblick". Dies geschieht umso häufiger, je weniger oder unvollständig Verfahrensregelungen bzw. Kooperationskulturen zwischen Pflegeheimen/ambulanten Pflegediensten und niedergelassenen ÄrztInnen resp. Palliativ-Netzwerken vorhanden sind. Dies kann zumindest aus positiv formulierten Forderungen für die Verbesserung der palliativen Pflege und Versorgung in Pflegeheimen geschlussfolgert werden, die im Bericht zum Thema „Leben bis zuletzt" aufgestellt werden (Diakonie, 2006).

Aber nicht zuletzt auch fehlende Unterstützungsangebote für MitarbeiterInnen, Zeitmangel, fehlende persönliche und berufliche Erfahrungen der AkteurInnen, geringe Reflexionsbereitschaft, Sympathiefaktoren, begrenzte Analyse- und Interpretationskompetenzen etc. beeinflussen Abläufe, in denen darüber entschieden wird (oder nicht), ob und wie Anzeichen des Sterbens wahrgenommen und interpretiert werden (Flieder & Merkel, 2008). Sogar der intuitiven Wahrnehmung, dass jemand sterbend ist, schenken Pflegende nur in Ausnahmen die gebotene Aufmerksamkeit – ein Phänomen, das Watson et al. (2006) in ihrer Studie über Implementierungsbarrieren integrierter Versorgungspfade in Pflegeheimen beschreiben. Sie vermuten, dass hier das Moment des *striving to keep alive* im Sinne eines „Ringens um Lebenserhalt" die Oberhand gewinnt.

Vor dem Hintergrund dieser Darlegungen lassen sich mit Student (1998) fünf Qualitätskriterien für die Pflege und Betreuung von BewohnerInnen im Pflegeheim formulieren, die an dieser Stelle exemplarisch für alle „Sterbeszenarien" genannt werden sollen:

1. Der sterbende Mensch und seine Angehörigen stehen im Zentrum des Dienstes.
2. Der Gruppe der Betroffenen steht ein interdisziplinäres Team zur Verfügung.
3. Freiwillige Helferinnen und Helfer sollten einbezogen sein.

4. Gute Kenntnisse der Symptomkontrolle müssen vorhanden sein. Hier geht es insbesondere um die Schmerztherapie/-begleitung.

5. Kontinuität in der Fürsorge für die betroffene Gruppe ist zu gewährleisten.

Einen Weg, diese Qualitätskriterien zu erfüllen, wird in der Arbeit mit dem Liverpool Care Pathway for the Dying (LCP) gesehen.

2   Ziele/Intentionen des LCP

Auf der institutionellen und die Versorgungsqualität sichernden Ebene stehen folgende Ziele im Vordergrund (Grossenbacher-Gschwend & Eychmüller, 2007):

– Die multiprofessionelle Begleitung Sterbender praxisnah zu unterstützen

– Stärken und Schwächen in der eigenen Institution aufzudecken

– Bestehende Schulungsprogramme in Anpassung an das jeweilige Handlungsfeld zu entwickeln/zu ergänzen

– Grundlagen für die Qualitäts(-*weiter*-)entwicklung in der Begleitung Sterbender zu schaffen

3   Der LCP: Aufbau und Handhabung

Der LCP ersetzt die einrichtungstypische Dokumentation, die zu diesem Zweck ausgesetzt wird, um ein Doppelprotokoll zu vermeiden. In der *German Version 11* von Oktober 2007[10] setzt er sich aus drei Abschnitten zusammen, in denen folgende Akzente gesetzt werden:

1. Die Erstbeurteilung, ob jemand sterbend ist, gemeinsam durch die zuständige Hausarzt/-ärztin und Pflegefachperson

2. Die laufende Beurteilung des Betreuungsplans über die letzten drei bis vier Lebenstage

3. Die Betreuung nach dem Tode.

Dazu Erläuterungen im Detail:

3.1   Die Entscheidungsfindung, dass jemand sterbend ist

Vor Initiierung des LCP steht die multidisziplinäre Entscheidung an, ob jemand sterbend ist. Diese Entscheidung ist mindestens von dem zuständigen Arzt/der zuständigen Ärztin und der verantwortlichen Pflegefachkraft herbeizuführen. Andere tangierende Berufsgruppen können hinzukommen – z. B. (ambulante) Palliativ Care Teams oder Seelsorge. Nachfolgend aufgeführte Kriterien (vgl. Abb. 10 und 11) müssen beurteilt wer-

---

[10] Aus Platzgründen kann der Leitfaden in diesem Beitrag nur in Auszügen abgedruckt werden. Die gesamte Version 11 ist aber über verschiedene Homepages einsehbar (Adressen s. am Ende des Artikels)

den, gelten in der Praxis allgemein hin aber als zu oberflächlich und unzureichend. Hier werden detailliertere Parameter gefordert (s. a. Abschnitt. 4)

Einführung/Bearbeitungshinweise

☐ CH ☐ D ☐ A ☐ FL

1. Diese Dokumentation ersetzt die standardisierte und die individuelle Pflegeplanung während der Dauer der Sterbephase.
   Die Kurve sowie das Formular Bedarfsmedikation werden weitergeführt.

2. Alle zu erreichenden Ziele sind **fettgedruckt**. Interventionen, welche dazu dienen, die Ziele zu unterstützen und schneller zu erreichen, sind in normaler Schrift gedruckt.

3. Falls notwendig: Bitte palliative Behandlungs-Richtlinien im Anhang berücksichtigen.

4. Wenn Sie Probleme haben, kontaktieren Sie bitte Ihr Palliativteam.
   Telefon: Pflege   Arzt

5. Bitte eine Kopie der vollständig ausgefüllten Dokumentationen zwecks Statistik zurücksenden an:

Abb. 10: Einführungs- und Bearbeitungshinweise für den LPC

Kriterien für die Anwendung des LCP

Alle potentiell reversiblen Ursachen, die für den jetzigen Zustand verantwortlich sein könnten, sind ausgeschlossen worden.

Das multiprofessionelle Team hat gemeinsam festgestellt, dass der Bewohner in die Sterbephase eingetreten ist. Zwei der folgenden Kriterien entsprechen dem Zustand des Bewohners:

ist bettlägerig	☐	somnolent, soporös, komatös	☐
kann nur noch schluckweise Flüssigkeit zu sich nehmen	☐	kann keine Tabletten mehr zu sich nehmen	☐

Abb. 11: Kriterien für die Anwendung des LPC

3.2 Abschnitt 1: Erstbeurteilung – gemeinsam von Arzt und Pflegefachperson erstellt)

In diesem Teil (vgl. Abb. 12) werden allgemeine Informationen zur Person des sterbenden Bewohners/der Bewohnerin und von Angehörigen zusammengetragen, wobei die dort formulierten Ziele auf vor allem die jeweilige Wahrnehmungsperspektiven zu Sichtweisen und Einstellungen des Sterbens/der Situation am Lebensende gerichtet sind.

Sektion 1	Initiale Erfassung
Angaben zur Person	Hauptdiagnose: .... Wichtigste Nebendiagnose: .... Aufnahmedatum: .... Nationalität: .... Geburtsdatum: .... Identifikationsnummer: .... w ☐ n ☐ Patientenverfügung: Ja ☐ Nein ☐ Falls **Ja**: Autopsie Ja ☐ Nein ☐ nicht geklärt ☐

Befinden	kann schlucken	Ja ☐ Nein ☐	realisiert Situation	Ja ☐ Nein ☐
	Übelkeit	Ja ☐ Nein ☐	reagiert auf Ansprache	Ja ☐ Nein ☐
	Erbrechen	Ja ☐ Nein ☐	Blasen-/Nierenprobleme	Ja ☐ Nein ☐
	Obstipation	Ja ☐ Nein ☐	Blasenkatheter	Ja ☐ Nein ☐
	Verwirrtheit	Ja ☐ Nein ☐	Bronchiale Sekretion	Ja ☐ Nein ☐
	Agitation	Ja ☐ Nein ☐	Atemnot	Ja ☐ Nein ☐
	Unruhe	Ja ☐ Nein ☐	Schmerzen	Ja ☐ Nein ☐
	Niedergeschlagenheit	Ja ☐ Nein ☐	Andere (z.B. Oedeme, Juckreiz)	Ja ☐ Nein ☐

Abb. 12: Initiale Erfassung des LPC

Es empfiehlt sich, diese Anteile schon bei Einzug in die Einrichtung auszufüllen (soweit möglich) und später in einzelnen Aspekten situationsbezogen zu aktualisieren resp. zu ergänzen. Dazu gehört beispielsweise die Einschätzung, ob sich der/die Sterbende dazu äußert, dass ihr/ihm die Sterbesituation bewusst ist. Gleiches gilt für die Kommunikation mit den Angehörigen. Ein weiterer Schwerpunkt ist zudem die gemeinsam zwischen zuständigem Hausarzt bzw. zuständiger Hausärztin und der verantwortlichen Pflegefachkraft zu treffende Eingrenzung bzw. Beendigung unangemessener medizinischer und pflegerischer Maßnahmen sowie die Festlegung von das Wohlbefinden fördernden Alternativen.

3.3 Abschnitt 2: Weitere Beurteilung des Betreuungsplan – über drei bis vier Tage zu führen

Dieser ist der zentrale Dokumentationsteil des LCP, in dem die voraussichtlich letzten drei bis vier Lebenstage nach bestimmten Kriterien und im Vierstundenturmus protokolliert werden (vgl. Abb. 13). Im Vordergrund stehen die fünf zentralen Symptome des Sterbens: **Schmerzen, Übelkeit/Erbrechen, Atemnot, Angst/Unruhe, terminales bronchiales Rasseln.**

Aber auch Aspekte zur Beurteilung des allgemeinen Befindens (Mundhygiene, Nahrungsaufnahme, Hautzustand, Ausscheidung, erkennbare/ kommunizierbare aktuelle Bedürfnisse des Patienten/der Patientin und der Angehörigen) werden in diesem Turnus überprüft. Für diesen Bereich ist darüber hinaus anzumerken, dass einige Ziele als „Negativformulierungen" („Der Bewohner leidet *nicht* unter Agitation") hinterlegt sind, aber vom Sinn her einen Zustand positiv benennen. Umso mehr ist darauf zu achten, dass die Evaluation mit **E**(rreicht) bzw. **V**(ariante) protokolliert (und nicht in der ja/nein-Logik bearbeitet wird).

	Sektion 2	Bewohner Probleme / Fokus	08.00	12.00	16.00	20.00	24.00	04.00
A)	**Kontinuierliche Beobachtungen** *Schmerzen* **Ziel: Der Bewohner ist schmerzfrei** • Verbale Äusserung, falls Bewohner bei Bewusstsein ist • Schmerzfrei bei Bewegung • Wirkt friedlich • Lagewechsel in Betracht ziehen						
B)	*Agitation* **Ziel: Der Bewohner leidet nicht unter Agitation** • Bewohner zeigt keine Zeichen von Delirium, Todesängsten • Ruhelosigkeit (um sich schlagen, zupfen, zucken) • Harnretention als Grund für Agitation ausschliessen • Lagewechsel in Betracht ziehen						
C)	*Bronchiale Sekretion* **Ziel: Ausgeprägte bronchiale Sekretion stellt kein Problem dar** • Sobald Symptome ersichtlich sind, sollen Medikamente verabreicht werden • Lagewechsel in Betracht ziehen • Flüssigkeitszufuhr reduzieren • Symptome werden mit der Familie / Anderen besprochen						
D)	*Übelkeit und Erbrechen* **Ziel: Der Bewohner hat keine Übelkeit und erbricht nicht** • Verbale Äusserung, falls Bewohner bei Bewusstsein ist						
E)	*Dyspnoe* **Ziel: Der Bewohner leidet nicht unter Atemnot** • Verbale Äusserung, falls Bewohner bei Bewusstsein ist • Lagewechsel in Betracht ziehen						

Abb. 13: Vierstündliche Protokollierung des Verlaufs der fünf zentralen Symptome im LPC

3.4 Abschnitt 3: Betreuung nach dem Tode

Dieser Teil wird, das liegt in der Natur der Sache, einmalig bearbeitet. Es wird Wert darauf gelegt, dass Grundsätze der Würde und der Trauer beachtet werden. Hilfreich ist es, wenn hierzu einrichtungsspezifische Handlungsanweisungen und Leitbilder zum Thema „Umgang mit Sterbenden und Verstorbenen" hinterlegt sind (vgl. Abb. 14).

Betreuung nach dem Tode	**Ziel 12: Der Hausarzt wurde über den Tod des Bewohners informiert** Datum: .... • Nach Feierabend oder an Feiertagen: Kontaktaufnahme am nächsten Arbeitstag. Nachricht darf bei den Praxismitarbeitern hinterlassen werden.	Ja ☐ Nein ☐
	12a) Angehörige wurden bei Abwesenheit nachträglich über den Tod des Bewohners informiert	Ja ☐ Nein ☐ n zutreffend ☐
	12b) andere involvierte Dienste wurden über den Tod des Bewohners informiert	Ja ☐ Nein ☐ n zutreffend ☐
	Ziel 13: Prozeduren für die Aufbahrung wurden entsprechend den Pflegeheimrichtlinien durchgeführt • Erfüllung von Wünschen spezifisch religiöser, spiritueller, kultureller Bedürfnisse	Ja ☐ Nein ☐
	Ziel 14: Prozeduren nach dem Tod wurden diskutiert oder durchgeführt Bitte kontrollieren Sie folgendes: • Möglichkeiten zum persönlichen Abschiednehmen aufzeigen • Familie ist sich bewusst, dass Herzschrittmacher oder intrakardialer Defibrillator (ICD) vor Einäscherung/Beisetzung entfernt werden müssen • Frage der Autopsie ist abgeklärt • Administrative Erfassung des Todesfalles	Ja ☐ Nein ☐
	Ziel 15: Die Familie / andere nahestehenden Personen wurde/n über die Prozeduren im Pflegeheim informiert • Merkblatt über formelle Aufgaben ist ausgehändigt • Angehörige über die Öffnungszeiten der Verwaltung informieren	Ja ☐ Nein ☐
	Ziel 16: Die Pflegeheimrichtlinien bezüglich der Wertsachen und des Eigentums des Bewohners wurden befolgt • Persönliche Gegenstände und Wertsachen werden bei Bedarf aufgelistet und die Liste durch eine identifizierte Person unterzeichnet • Persönliche Gegenstände werden zum abholen verpackt • Wertsachen werden sicher aufbewahrt, bis sie abgeholt werden	Ja ☐ Nein ☐
	Ziel 17: Die notwendige Dokumentation und Hinweise wurden an die entsprechende Person weitergegeben • Merkblatt für Familie / Andere über Behördengänge / Versicherungen / Bestattungsinstitute etc. ist ausgehändigt	Ja ☐ Nein ☐
	Ziel 18: Faltblatt mit Trauerinformationen wurde ausgehändigt • Broschüre über den Umgang mit der Trauer wird abgegeben	Ja ☐ Nein ☐

Abb. 14: Abschließende Dokumentation des LPC nach Eintritt des Todes

3.5 Ergänzende Dokumentationsbögen

Immer dann, wenn Einträge in die LCP-Dokumentation statt mit einem „E" für „erreicht" mit einem „V" als „individuelle Variante" zu den vorformulierten Zielen erfolgen, müssen ergänzende Erläuterungen resp. Begründungen hinzugefügt werden. In der praktischen Anwendung bedeutet dies zwar, dass zwischen den Dokumentationsbögen hin- und hergeblättert werden muss, was von den Protokollierenden oftmals als sehr lästig empfunden wird. Die zusätzlichen Informationen sind aber, was Nachvollziehbarkeit und Kontinuität in der Begleitung betrifft, von unschätzbarem Wert. Dadurch entsteht sehr viel Spielraum für die Wahrnehmung der individuellen Betreuungssituation. Zu jedem der drei Abschnitte existieren daher Variantenerfassungs- und –analysebögen, in denen diese Abweichungen vermerkt und erläutert werden.

3.6 Therapieempfehlungen

Dem LCP sind Therapieempfehlungen zu den fünf zentralen Symptomen des Sterbens (vgl. Abschnitt 3.3) beigefügt. Sie haben die Funktion einer ärztlich angeordneten Bedarfsmedikation, die – so das Ziel – bei Initiierung des LCP regelhaft zur Anwendung kommen soll, sobald ein entsprechendes Symptom durch die Pflegefachkraft festgestellt wird, die dann die Durchführungsverantwortung für die sachgerechte Verabreichung übernimmt. Sie bieten einen Orientierungsrahmen, Sterbenden eine Linderung quälender Symptome zu verschaffen. Diese Empfehlungen sind zwar in Liverpool und in St. Gallen ausformuliert worden, enthalten aber zum Teil Substanzvorschläge, Anwendungsbereiche oder Dosierungen, die in Deutschland nicht zugelassen oder unüblich sind. Für die hiesige Anwendung heißt dies, dass die Therapieempfehlungen immer auf regionale Vorschriften und Regelungen abgestimmt sein müssen.

3.7 Reflexion der begleiteten Sterbesituation

Auf Anregung des schweizerischen Referenzzentrums für den deutschen Sprachraum ist jedem LCP-Dokumentationspaket eine Reflexionseinheit angehängt, mit der das betreuende Team die abgeschlossene Sterbebegleitung reflektierend Revue passieren lassen kann. Im Vordergrund stehen dabei Fragen wie die in Abb. 15 aufgeführten

1. Was ist uns in der Begleitung des sterbenden Menschen besonders gut gelungen und warum?   ☺

2. Was war eher schwierig und warum?   ☺

3. Welche Erkenntnisse und Konsequenzen leiten wir in folgenden Bereichen ab:

   ➢ Kommunikation (Arzt – Pflege – andere Fachpersonen; gegenüber Patienten/Bewohner; gegenüber Angehörigen)
   ➢ Wissen
   ➢ Dokumentation
   ➢ Anderes

4. Welche Fragen müssen mit dem Palliative Care Team geklärt werden?

Abb. 15: Fragen zur Reflexion der der begleiteten Sterbesituation

3.8 Verfahrensregelung zur Initiierung des LCP

Die Existenz/Kenntnis des LCP in einem Pflegeheim bedeutet noch keine Garantie, dass er zum Einsatz kommt. Vor allem in der Anfangsphase sind Personalengpässe, Arbeitsüberlastung oder eine längere Pause im Einsatz des LCP Faktoren, dass nicht an eine Initiierung gedacht wird. Es empfiehlt sich daher, eine auf die Einrichtung zugeschnittene Verfahrensregelung als Flankierung zu entwickeln, die den Pflegefachkräften bei der Initiierung eine Hilfestellung darin bietet, was wann zu veranlassen ist.

3.9 Broschüre "Palliative Versorgung am Lebensende"

Eine ergänzende Empfehlung im LCP ist, eine Broschüre für Angehörige zu erstellen, in der das besondere Geschehen im Sterbeprozess verständlich erläutert wird. Sie hat neben ihrem informierenden Charakter auch die Funktion, Gespräche zwischen Angehörigen und den beruflichen AkteurInnen zu unterstützen und zum Nachfragen auf beiden Seiten zu ermutigen.

4 Weitere Informationen zur Implementierung des LCP

4.1 Registrierung in Liverpool

Einrichtungen, die mit dem LCP arbeiten wollen, müssen sich registrieren lassen. Diese ist beim Marie Curie Palliative Care Institute in Liverpool (MCPCIL) verpflichtend und geht mit der Erhebung von 20 Dokumentationen bereits Verstorbener in der Antrag stellenden Einrichtung einher. Die vom MCPCIL zur Verfügung gestellten Review-Bögen sind in Englisch abgefasst und enthalten als Erhebungs-Items die im LCP formulierten Ziele. Gegenwärtig erfolgt die Registrierung noch kostenfrei. Die Daten werden statistisch im Sinne einer Deskription ausgewertet und als Basisdatenfundus aus Liverpool rückgemeldet. Grob umrissen werden daraus Empfehlungen für den eigenen Veränderungsprozess abgeleitet (PowerPoint- und Excel-Datei). Gleichzeitig ist es ratsam, mit qualitativen Prüfkriterien vor Ort eine ergänzende Einschätzung der Datenlage in der Dokumentation vorzunehmen und daraus ebenso Schlüsse für die eigene Einrichtung zu ziehen. Dabei ist zu beachten, dass beide Auswertungen lediglich Auskunft darüber geben, was in Sterbeprozessen protokolliert wurde und nicht, wie die tatsächliche Kultur der Sterbebegleitung aussieht (Bartholomeyczik, zitiert durch Krohwinkel, 2007). Dennoch können die Daten hinsichtlich einer zu diskutierenden Ausgangslage aufschlussreich sein. Das gleiche Verfahren wird in der Postinterventionsphase eingesetzt, also nach der Einführung und der Anwendung des LCP, um einen Vorher-Nachher-Vergleich zu ermöglichen.

4.2 Registrierung in St. Gallen

Die Registrierung im deutschsprachigen Referenzzentrum in St. Gallen hat den Zweck, LCP-Initiativen im deutschsprachigen Raum (Deutschland. Österreich, Schweiz) zu bündeln und ein konsentiertes Vorgehen der Einzelprojekte zu ermöglichen. Dazu finden mindestens einmal jährlich Treffen statt. Auch werden Schulungsmaterialien und Informationsbroschüren zur Verfügung gestellt. Da LCP-Initiativen in Deutschland gegenwärtig vor allem im akutstationären Bereich zunehmen, ist daran gedacht, diese in einer eigenen bundesdeutschen Koordinierungsstelle zusammen zu fassen. Dazu hat sich das Palliativmedizinische Zentrum der Universitätskliniken Köln bereitgefunden.

Da die Registrierung als Kooperationspartner gegenwärtig noch nicht kostenpflichtig ist, sind bei einer Kostenkalkulation solche Positionen zu berücksichtigen, wie sie üblicherweise im Zusammenhang mit Veränderungen durch Qualitätssicherung (Personalschlüssel, Sachkosten, Schulungskosten, Qualifizierungsmaßnahmen einzelner MitarbeiterInnen zur Fachkraft für Palliativpflege/Palliative Nursing Care etc.) zu sehen sind.

4.3 Die Planung der Schulungs- und Veränderungsphase

Der oben beschriebenen Ersterhebungsphase sollte sich eine Schulungs- und Implementierungsphase von mehreren Monaten anschließen. Neben der Unterstützung durch die deutschsprachige Koordinierungsstelle des LCP am Kantonsspital St. Gallen kann auf Empfehlungen und Angebote der Deutschen Gesellschaft für Palliativmedizin ebenso zurückgegriffen werden. Die Schulungen sollten sowohl auf die konkrete Anwendung des LCP als auch auf komplementäre Themen ausgerichtet sein. Folgt man Hinweisen in der Literatur zum Thema (z. B. Grossenbacher-Gschwend & Eychmüller, 2007; Watson et al., 2006), so sind es Aspekte wie:

- auf Anzeichen des nahenden Todes bewusst achten – intuitiv realisieren Pflegefachkräfte in den meisten Fällen den nahenden Tod, trauen ihrer Intuition jedoch nicht
- Hemmungen, mit Sterbenden über das Sterben zu sprechen – das beinhaltet auch, Mitteilungen der Sterbenden wahrzunehmen, die sich über verschlüsselte Botschaften vermitteln
- fehlendes oder lückenhaftes pharmakologisches Grundlagenwissen zur Linderung der Sterbesymptome
- nicht bekannte palliativpflegerische Maßnahmen zur Förderung von Wohlbefinden in der Sterbephase,

die zeigen, dass flankierende Schulungen sinnvoll sind. Aber auch Strukturfragen gilt es zu behandeln wie:

- Bedeutung und Funktion des palliativen Runden Tisches – eine moderierte Runde bei weit fortgeschrittener schwerer Krankheit, in der alle beruflichen AkteurInnen, ggf. der schwerkranke oder sterbende Mensch selbst, auf alle Fälle aber dessen Angehörige zusammengeführt werden, um vor dem Hintergrund unterschiedlicher Perspektiven gemeinsam Strategien zur Lebensverlängerung resp. Sterbebegleitung festzulegen
- Interprofessionelle Kommunikations- und Kooperationsprozesse initiieren und pflegen (hier besonders zwischen HausärztInnen und Pflegefachkräften – auch im Hinblick auf die Handhabung der Therapieempfehlungen)
- Aufgaben und Funktion der allgemeinen und speziellen palliativen Versorgung (AAPV/SAPV).

5   Ausblick

Der LCP verhindert keine „dramatischen" oder sehr schwierigen Sterbeverläufe. Mit ihm kann aber versucht werden, Sterbeverläufe durch ein abgestimmtes Vorgehen von vermeidbaren Störungen oder Erschwernissen frei zu halten. Er ruft zu gemeinsamen Entscheidungen und Handlungen der beruflichen AkteurInnen in Abstimmung mit der sterbenden Person, sofern möglich, und mit den Angehörigen auf, kann also niemals das Regime einer einzelnen Person sein.

Einer mehrfach geäußerten Befürchtung, dass ein Leitfaden zur Sterbebgleitung wegen seines Standardisierungsniveaus die Gefahr mit sich bringe, damit das Sterben an sich zu standardisieren, kann abschließend nur entgegen gehalten werden, dass ein Instrument oder Leitfaden nur so gut sein kann wie seine AnwenderInnen es umsetzen.

Nachdem in diesem Beitrag die Version 11 Gegenstand der Darlegungen war, ist schließlich darauf hinzuweisen, dass sich seit 2010 die Version 12 deutschsprachig im Konsentierungsprozedere befindet. Hinsichtlich der Zielsetzungen in den unterschiedlichen Abschnitten sind außer Umstellungen keine Änderungen vorgenommen worden. Aber der Ablauf der initialen Entscheidungsfindung, ob jemand sterbend ist, ist deutlich differenzierter geworden: mit Hilfe eines Algorithmus erhalten die EntscheiderInnen Hilfestellung, relevante Aspekte zur Festlegung, ob jemand sterbend ist, detailliert und schrittweise zu erarbeiten. Neu ist, dass die Möglichkeit, eine bereits getroffene Entscheidung auch wieder rückgängig zu machen, protokolliert werden muss. Die Revision spielt dann eine Rolle, wenn sich eine zunächst als „sterbend" gedeutete Zustandsverschlechterung umkehrt oder andere Faktoren für eine Aufhebung dieser Entscheidung sprechen (z. B. Zweifel einer der AkteurInnen). Dies erzwingt eine Überprüfung dieser Entscheidung im Dreitageturnus. Wird der LCP ausgesetzt, wird auch die Protokollierung der Versorgung aufgehoben und zur einrichtungsüblichen Dokumentation zurückgekehrt.

Inzwischen hat die Erprobung des LCP (*German Version 11 und 12*) in zwei Pflegeheimen in Darmstadt und Heidelberg stattgefunden, so dass über die dort gemachten Erfahrungen an anderer Stelle zu berichten sein wird.

Literatur

Diakonie – Diakonisches Werk der Evangelischen Kirche in Deutschland e. V. (Hrsg.). (2006). *Leben bis zuletzt: Die Implementierung von Hospizarbeit und Palliativbetreuung in Einrichtungen der stationären Altenhilfe* (Positionspapier 18.2006, September 2006, 2. Auflage.). Leinfelden-Echterdingen: Diakonisches Werk der Evangelischen Kirche in Deutschland (EKD). http://www.diakonie.de/Texte-2006-18-Leben-bis-zuletzt.pdf [Zugriff am: 24.06.2011]

Flieder, M. & Merkel, A. (2008). Gesprächsführung/Kommunikation/Wahrnehmung. In M. Flieder & J. P. Jansen (Hrsg.) *Praxishandbuch Palliativpflege und Schmerzmanagement* (S. 6.1/1-6.3/16). Merching: Forum GesundheitsMedien.

Grossenbacher-Gschwend, B. & Eychmüller, S. (2007). Der Liverpool Care Pathway of the Dying: Gemeinsam für eine gute Qualität der Betreuung am Lebensende. *Onkologe, 13*(4), 343-349.

Krohwinkel, M. (2007). *Rehabilitierende Prozesspflege am Beispiel von Apoplexiekranken: Fördernde Prozesspflege als System.* Bern u. a.: Hans Huber.

Student, J. C. (1998). *Sterbebegleitung im Pflegeheim: Wie können Konzepte der Hospizarbeit im Pflegeheim umgesetzt werden?* http://christoph-student.homepage.t-online.de/Downloads/Sterbebegleitung_im_Pflegeheim.pdf [Zugriff am: 24.06.2011]

Student, J. C. & Napiwotzky, A. (2007). *Palliative Care: Wahrnehmen – verstehen – schützen.* Stuttgart: Thieme.

Watson, J., Hockley, J. & Dewar, B. (2006). Barriers to implementing an integrated care pathway for the last days of life in nursing homes. *Internat J Pall Nurs, 12*(5), 234-240.

Homepages zum Liverpool Care Pathway for the Dying Patient (LCP):

www.mcpcil-org.uk

www.kssg.ch

Mehr Sichtbarkeit professionell erbrachter Pflegeleistungen? – Zusammenfassung eines Fachgesprächs der AG Pflegeforschung Rhein-Neckar

Matthias Hoben

Gliederung

Zusammenfassung

Am 04. November 2011 veranstaltete die AG Pflegeforschung Rhein-Neckar in Kooperation mit dem DBFK Regionalverband Südwest und der Akademie für Gesundheitsberufe Heidelberg ein Fachgespräch. Gegenstand dieses Fachgesprächs war die pflegewissenschaftliche Auseinandersetzung mit Verfahren zur Bestimmung der Pflegebedürftigkeit im Krankenhaus, der ambulanten Pflege und der stationären Langzeitpflege. Unter dem Motto „Mehr Sichtbarkeit professionell erbrachter Pflegeleistungen?" erörterten verschiedene Referentinnen und Referenten im Austausch mit den ca. 50 anwesenden Personen, in wie weit die aktuell in den Sozialgesetzbüchern (SGB V bzw. SGB XI) festgeschriebenen Verfahren Pflegebedürftigkeit aus fachlicher Sicht angemessen abbilden. Die Defizite wurden aufgezeigt, Weiterentwicklungen vorgestellt und notwendige Konsequenzen sowie deren Umsetzungsaussichten diskutiert. Der vorliegende Artikel ist eine Zusammenfassung der Referate dieses Fachgesprächs.

1 Übersicht über die Referentinnen und Referenten

Dr. phil. Elke Müller, Pflegewissenschaftlerin, Initiativmitglied der AG Pflegeforschung Rhein-Neckar und wissenschaftliche Mitarbeiterin im Agaplesion Bethanien Krankenhaus Heidelberg, begann das Fachgespräch mit einer Einführung in die Thematik. Ihr folgte als zweiter Referent Peter König, Diplom-Pflegewirt (FH), MSc Pflegewissenschaft, EFQM-Assessor und kommissarischer Direktor des Bereichs Pflegedienst und Pflegeforschung der Klinik für Tumorbiologie Freiburg. Er erläuterte das Krankenhausabrechnungssystem der DRGs (Diagnosis Related Groups), die defizitäre Abbildung pflegerischer Leistungen darin, daraus resultierende Folgen und verschiedene Verbesserungsansätze, die zumindest die bessere Abbildung der Pflege bei hochaufwändigen Pflegebedürftigen erlauben. Die dritte Referentin des Tages war Frau Dr. med. Gertrud John-Kloppenburg, Fachärztin für Innere Medizin und Leiterin des Fachreferats Pflegebegutachtung beim MDK Baden-Württemberg. Gegenstand ihres Vortrags war das aktuelle Begutachtungsverfahren zur Feststellung von Pflegebedürftigkeit nach dem Pflegeversicherungsgesetz (SGB XI), die geringe fachliche Fundierung des zugrunde liegenden Pflegebedürftigkeitsbegriffs, die damit einhergehende Ausklammerung diverser Pflegebedürfnisse sowie die Vorstellung eines neu entwickelten, wissenschaftlich fundierten Pflegebedürftigkeitsbegriffs und des darauf basierenden neuen Begutachtungsverfahrens. Zum Abschluss des Fachgesprächs erfolgten eine Zusammenfassung der Referate und Diskussionsbeiträge sowie ein Ausblick auf mögliche Entwicklungen. Diesen Teil referierte Matthias Hoben, Diplom-Pflegewirt (FH), MSc Gesundheits- und Pflegewissenschaft, Mitglied der AG Pflegeforschung Rhein-Neckar und Doktorand im Graduiertenkolleg Demenz am Netzwerk AlternsfoRschung (NAR) der Universität Heidelberg.

2   Einführung in die Thematik

Wenngleich die Einführung der Pflegeversicherung (SGB XI) im Jahre 1995 ein wichtiger Schritt war, um die finanziellen Risiken, die mit Pflegebedürftigkeit einhergehen, zu reduzieren, so muss doch festgehalten werden, dass die Leistungen von Beginn an durch einen Pflegebedürftigkeitsbegriff definiert sind, der wesentliche Pflegebedürfnisse ausklammert – und damit nicht in die Finanzierung einbezieht. Insbesondere kommunikative, beratende Handlungen sowie zwischenmenschliche Zuwendung fallen darunter. Dies machte Frau Müller in ihrem Einführungsreferat deutlich. Selbst die Aspekte, die er umfasst (vorwiegend körperpflegerische Verrichtungen), werden durch die Definition durchschnittlicher Zeitkorridore, defizitär operationalisiert, sprich: in finanzierungswirksame Verfahren übersetzt. Frau Müller sprach hier treffend von einem „Einzwängen in Zeitkorridore". Dies hat sich auch durch die neuen Regelungen (Leistungen für Versicherte mit erheblichem allgemeinem Betreuungsbedarf – Stichwort §§ 45a & b sowie 87b) noch nicht in ausreichendem Maße verbessert. Bei der bisherigen im SGB XI festgeschriebenen Definition von „Pflegebedürftigkeit" handele es sich, so erläuterte Frau Müller anschaulich, gerade nicht um einen „Pflege*bedürftigkeits*begriff", der den Zustand bzw. die Situation beschreibt, die Pflege erforderlich macht, sondern um eine Festlegung des „Pflege*bedarfs*", also eine Definition der zu erbringenden Leistungen. Dieser Pflegebedarf wiederum ist geprägt von einem „fremden Blick auf Pflege", so Frau Müller. Pflege wird hier – auf Basis gravierender Übersetzungsfehler aus dem Englischen und fachlich absolut ungerechtfertigt – dichotomisiert in Grundpflege (SGB XI) und Behandlungspflege (SGB V). Grundpflege (und diese ist es, die im Altenpflegebereich dominiert) wird implizit als „gewöhnliche, ständig wiederkehrende, anspruchslose Routineverrichtung" (Eichhorn, 1967) konzipiert, die vor allem handwerkliches Geschick erfordert. Jede und jeder kann diese leisten, so legt dieses Verständnis nahe. Auch in der Formulierung „Rehabilitation vor Pflege" zeigt sich dieser fremde Blick. Hier wird suggeriert – so Frau Müller mit Bezug auf Hotze (1997) und Bartholomeyczik (2004) – Pflege sei etwas, das grundverschieden von Rehabilitation sei: „Eine therapeutisch neutrale bzw. diffuse Restfunktion ohne näher bestimmbares Aufgabenprofil". Aus dieser Sicht, so Frau Müller, sei Pflege „das Letzte, das dann zum Einsatz kommt, wenn alle anderen Konzepte nicht mehr greifen". Der bisher gültige Pflegebedürftigkeitsbegriff entbehrt einer pflegewissenschaftlichen Fundierung.

Schon lange fordert daher die Pflegewissenschaft in Deutschland als Basis für eine wirkliche Verbesserung eine pflegewissenschaftlich fundierte Definition des sozialrechtlichen Pflegebedürftigkeitsbegriffs sowie ein darauf basierendes Verfahren zur Feststellung der Pflegebedürftigkeit. Frau Müller machte deutlich, dass die Pflegewissenschaft inzwischen einen solchen Pflegebedürftigkeitsbegriff entwickelt hat und stellte diesen kurz vor. Eine ausführliche Auseinandersetzung mit Hintergründen und Inhalten dieses neuen Pflegebedürftigkeitsbegriffs erfolgte an späterer Stelle im Vortrag von Frau John-Kloppenburg. Zuvor jedoch stellte Herr König die Situation im Krankenhausbereich vor.

3 Der Pflegekomplexmaßnahmenscore – Chancen und Grenzen für die akutstationäre Pflege

Die Ausgangslage, dies machte Herr König deutlich, ist auch hier bestimmt durch eine unangemessene Berücksichtigung der pflegerischen Tätigkeiten im Finanzierungssystem. Für alle Patientinnen und Patienten mit derselben Fallpauschale (Diagnosis Related Group = DRG) wird der gleiche Betrag bezahlt. Der pflegerische Aufwand kann jedoch innerhalb einer DRG-Fallgruppe massiv schwanken, wie Herr König anschaulich aufzeigte. Medizinische Diagnosen sind nicht immer geeignet, den Pflegeaufwand adäquat abzubilden. Pflegerische Daten gehen allerdings nur indirekt in das G-DRG-System ein – vorwiegend in Form der Personalkosten über die Pflegepersonalregelung (PPR). Diese erfasst aber nur einen Ausschnitt pflegerischer Leistungen, ist sehr ungenau und nach oben hin gedeckt – sprich: Sehr aufwändige Patientinnen und Patienten werden gerade nicht adäquat erfasst. Obwohl vom Gesetzgeber schon lange nicht mehr anerkannt, wird sie jedoch – mangels Alternativen – weiter für die Kalkulation des Pflegeaufwands im Rahmen der DRG-Anpassung genutzt. Darüber hinaus entsteht der falsche Eindruck, dass Pflege nur Kosten verursacht, da die erbrachten Leistungen nicht als erlöserelevanter Faktor wahrgenommen werden.

Wenn faktisch geleistete Pflege aber nicht adäquat in die Finanzierung eingehen, deckt die DRG-Pauschale auch nicht die entstehenden Kosten ab. Somit muss dafür gesorgt werden, dass die entstehenden Kosten durch Einsparungen kompensiert werden. Dies geschah wiederum sehr konsequent auf Kosten des nichtmedizinischen und des Pflegepersonals, während die Zahl der ärztlichen Vollkraftstellen stetig zunahm. Dies zeigte Herr König anhand empirischer Daten der Jahre 1991 bis 2007 auf. Die Folge war und ist eine dramatische Personalsituation in der Pflege.

Im April 2007 begann dann eine durch den Deutschen Pflegerat (DPR) initiierte und durchgeführte Projektinitiative zur „Adäquaten Abbildung des Pflegeaufwandes im G-DRG-System durch Pflegeindikatoren". Zunächst erfolgte in Form einer Literaturrecherche die Identifikation vorhandener Instrumente zur Erfassung der Pflegebedürftigkeit & des Pflegebedarfs, eine Klärung und Zuordnung der Begriffe im Bereich Pflegeaufwand sowie eine Einordnung verschiedener Klassifikationssysteme. Deren Fazit war: Pflegediagnosen und Daten aus Assessments können verbrauchte Pflegezeit besser aufklären als medizinische Diagnosen. Werden diese Informationen mit Daten aus der Leistungserfassung von Pflegetätigkeiten kombiniert, verbessert sich die Aussagekraft. Die gefundenen Instrumente sind jedoch nicht in ausreichendem Maße wissenschaftlich fundiert, weisen große Heterogenität auf, was Inhalt und Systematik betrifft und sind nicht in ausreichendem Maße in der Lage, die Komplexität der Pflege zu berücksichtigen. Und auch sie beinhalten die grundsätzliche Problematik der Festlegung von Zeitnormen für bestimmte Pflegetätigkeiten. Die Erfassung der faktisch geleisteten Tätigkeiten lässt außerdem keine Ableitung einer Notwendigkeit derselben zu.

Hieraus folgte der Bedarf der Identifikation eines Indikatoren-Sets zur Erklärung des pflegerischen Ressourcenverbrauchs, der Testung dieses Indikatoren-Sets sowie dessen Integration in das G-DRG-System. Eine Aufgabe, mit der der DPR im Jahre 2008 vom BMG betraut wurde.

Im Krankenhausreformgesetz, das 2009 in Kraft trat, sind nun mehr Ressourcen für die zielgerichtete Vergütung von Bereichen, in denen erhöhter pflegerischer Aufwand besteht, vorgesehen. Bis 2012 sind Kriterien zu entwickeln, nach denen dieses Budget zu verteilen ist. Es erfolgt eine Aufnahme von pflegerischen Komplexcodes in den Katalog der Operations- und Prozedurenschlüssel (OPS). Pflegedaten für hochaufwändige Patientinnen und Patienten können so im SGB V als gesetzlich geregelte Datensätze aufgenommen werden – ein deutlicher Paradigmenwechsel! Die entwickelten pflegerischen OPS und ein Pflegekomplexmaßnahmenscores (PKMS) als Grundlage für die Generierung der OPS wurden von Herrn Herr König vorgestellt. Er zeigte jedoch auch die Grenzen des PKMS auf:

1. Dieser ist nur ein erster Schritt zur Verbesserung der Abbildung von Pflege im G-DRG-System,
2. er weist Grenzen bei der differenzierten Abbildung sehr hoher Pflegeaufwände auf,
3. es besteht eine Gefahr der Leistungsverschiebung von „normal" nach „hochaufwändig" und
4. es erfolgte bislang noch keine Validitätsprüfung.

Mit diesem Fazit eröffnete Herr König die Diskussion und leitete über zum Beitrag von Frau John-Kloppenburg.

4 Der neue Pflegebedürftigkeitsbegriff – Weichenstellung für ein verändertes Begutachtungsverfahren durch den MDK

Wie Frau John-Kloppenburg aufzeigte, hatte auch die die rot-grüne Koalition die Notwendigkeit einer neuen Definition von Pflegebedürftigkeit erkannt. Im Jahr 2005 legte sie in ihrer Koalitionsvereinbarung genau dies fest und beauftragte das Bundesministerium für Gesundheit (BMG) 2006 mit der Umsetzung: Die pflegewissenschaftliche Überprüfung und ggf. Modifikation des Pflegebedürftigkeitsbegriffs sowie Entwicklung und Testung eines darauf basierenden Begutachtungsverfahrens. 2007 wurde dann auch die Studie „Recherche und Analyse von Pflegebedürftigkeitsbegriffen und Einschätzungsinstrumenten" (Wingenfeld, Büscher & Schäffer, 2007) abgeschlossen und seit 2008 liegt das neue Begutachtungsinstrument vor (Wingenfeld, Büscher & Gansweid, 2008).

Der neue Pflegebedürftigkeitsbegriff, der, wie Frau Müller treffend bemerkte, aus Sicht der pflegewissenschaftlichen Diskussion alles andere als neu ist – (neu wäre lediglich die Umsetzung dieser Erkenntnisse in der sozialrechtlichen Gesetzgebung) –, dieser „neue" Pflegebedürftigkeitsbegriff also, führte nun zu einem Begutachtungsverfahren, das den problematischen Faktor Zeit nicht mehr in den Vordergrund stellt, sondern das vielmehr das Kriterium der Selbständigkeit und des daraus resultierenden Hilfebedarfs stark macht – und zwar ohne die Begrenzung auf einige wenige Alltagsaktivitäten sowie unter Einbeziehung präventionsrelevanter Risiken und des Rehabilitationsbedarfs. Dies führte Frau John-Kloppenburg anschaulich aus. Das Instrument ist unterteilt in acht lebensrelevante Bereiche. Diese Bereiche wiederum sind differenziert operationalisiert und die verschiedenen Items werden mittels verschiedener (meist vier- oder fünfstufiger) Skalen eingeschätzt. Die Punktwerte der einzelnen Unterbereiche und auch der Gesamtwert ergeben sich durch verschiedene Gewichtungen der Items. Auch die Darstellung der Schweregrade von Pflegebedürftigkeit erfolgt differenzierter: Statt wie bisher drei sind nun fünf Stufen vorgesehen. Das Instrument wurde wissenschaftlich evaluiert (Windeler et al., 2008). Die formale Güte des Instruments erwies sich nach geringen Modifikationen (Inhalte der Module, Schwellenwerte und Gewichtungen) als gut, und auch die Umsetzbarkeit in der praktischen Anwendung sei gewährleistet, wenngleich, wie Frau John-Kloppenburg nicht verschwieg, auch einige Gutachterinnen und Gutachter des MDK über Anfangsschwierigkeiten berichteten. Insgesamt genieße das Instrument eine hohe fachliche und gesellschaftliche Akzeptanz.

5 Fazit

Wie sieht es nun mit der tatsächlichen Umsetzung aus? Die Pflegewissenschaft, auf deren fehlende Einigung auf eine Definition von Pflegebedürftigkeit bzw. fehlende fachliche Grundlagen in früheren Diskussionen immer wieder verwiesen wurde, hat ihren Beitrag geleistet und wird ihn auch bei der künftigen Umsetzung und Evaluation des Instruments leisten. Auch steht der MDK – wie Frau John-Kloppenburg versicherte – in den Startlöchern und möchte das neue Instrument gerne einsetzen.

Wie also hält es die aktuelle schwarz-gelbe Regierung mit der Umsetzung? Das Lippenbekenntnis des Wunsches nach einer neuen und differenzierten Definition des Pflegebedürftigkeitsbegriffs liegt in Form des Koalitionsvertrags vor (wobei neu und differenziert nicht pflegewissenschaftlich fundiert bedeuten muss). Als Antwort auf große Anfragen der Partei Die Linke und auf Anfrage der SPD Abgeordneten Dr. Carola Reimann wird darauf verwiesen, dass eine Überprüfung der finanziellen Auswirkungen der Neufassung des Pflegebedürftigkeitsbegriffs durch eine ministerielle AG erfolgen wird. Vieles deutet also darauf hin, dass wieder politische Kategorien und Prioritätensetzungen über pflegewissenschaftliche gestellt und Finanzierungsfragen in Form von Sachzwangargumenten beantwortet werden sollen.

Ermutigend ist, dass – wie Herr König ausführte – im Bereich der stationären Akutpflege, zumindest eine gesetzliche Verankerung erreicht werden konnte, was die adäquatere Abbildung hoher pflegerischer Aufwände im G-DRG-System betrifft. Wenngleich es sich auch hier noch um ein „zartes Pflänzchen" handelt, um mit Herrn Königs eigenen Worten zu sprechen.

Zwischen den Situationen in den beiden verschiedenen Bereichen der stationären und ambulanten Pflege und der Krankenhausversorgung lassen sich bestimmte Parallelen erkennen:

1. Die Definition bestimmt, was finanziert wird, wofür Ressourcen (im Klartext: Zeit und Personal) zur Verfügung stehen, was zwingend geleistet werden muss – und auf welche Weise – und was dem Gutdünken der Akteure überlassen bleibt.

2. In beiden Fällen ist die Ausgangslage so, dass die Definitionen, die Leistungsumfang und -qualität festlegen, nicht in ausreichendem Maße dem aktuellen Stand der pflegewissenschaftlichen Erkenntnisse entsprechen – ihm gar widersprechen

Während im Finanzierungsbereich des SGB V im Krankenhaus jedoch bereits die Berücksichtigung des pflegerischen Leistungsanteils auf Basis eines pflegewissenschaftlich fundierten Verfahrens gesetzlich fixiert ist – zumindest was pflegerisch hochaufwändige Patientinnen und Patienten betrifft und bei allem Weiterentwicklungsbedarf –, steht dies im stationären und ambulanten Langzeitpflegebereich – also im Bereich des SGB XI – trotz eines vorliegenden Verfahrens noch aus. Im Krankenhausbereich werden nur die pflegerisch hochaufwändigen Patientinnen und Patienten berücksichtigt werden. Diese Einschränkung besteht im Altenpflegebereich mit dem neuen Begutachtungsinstrument nicht. Auch die kommunikativen Elemente erhalten hier ein noch stärkeres Gewicht als im Abrechnungssystem der Krankenhäuser. Somit sind für den Bereich der Altenpflege auch deutliche Mehrkosten zu erwarten, will man das neue Begutachtungsinstrument so einsetzen, wie es gedacht ist. Enge Zeitkorridore, die über alle Pflegebedürftigen gleichermaßen gestülpt werden, sind darin zwar nicht mehr vorgesehen, gleichwohl wird man um das Thema „Zeit" nicht ganz herumkommen. Pflege eines Menschen ist gleichbedeutend mit Zeit, die mit dieser Person in Interaktion verbracht wird. Und „Zeit" wiederum bedeutet Personalbedarf und damit Kosten. Vielleicht tut sich die aktuelle Regierung deshalb so schwer damit, dieses Thema anzugehen. Es ist eine Sache, den neuen, nun fachlich fundierten Pflegebedürftigkeitsbegriff ins Gesetz aufzunehmen. Eine weitere ist es, die Anwendung des darauf basierenden Begutachtungsinstruments anzuordnen. Beides führt aber noch nicht automatisch zu einer besseren Versorgung. Dies wird nur dann geschehen, wenn die Erkenntnisse, die sich aus dem neuen Begutachtungsinstrument ergeben – nämlich deutlich höhere Pflegebedarfe als dies bislang der Fall ist, da die kommunikativen und die Zuwendungsaspekte einbezogen werden –, finanzwirksam Berücksichtigung finden. Gute Pflege ist nicht zum Discountpreis zu haben!

Literatur

Bartholomeyczik, S. (2004). Operationalisierung von Pflegebedürftigkeit: Assessments und ihre Möglichkeiten. In S. Bartholomeyczik & M. Halek (Hrsg.) *Assessmentinstrumente in der Pflege: Möglichkeiten und Grenzen* (2., überarbeitete, erweiterte und ergänzte Auflage, S. 11-20). Hannover: Schlütersche.

Eichhorn, S. (1967). *Krankenhausbetriebslehre: Theorie und Praxis des Krankenhausbetriebes, Band 1.* Stuttgart, Berlin, Köln, Mainz: Kohlhammer.

Hotze, E. (1997). *Pflege in der medizinischen Rehabilitation: Ein Beitrag zu beruflicher Identität und Professionalisierung in den Pflegeberufen.* Frankfurt/Main: Mabuse.

SGB V. *Fünftes Buch Sozialgesetzbuch - Gesetzliche Krankenversicherung* (Artikel 1 des Gesetzes vom 20. Dezember 1988, BGBl. I S. 2477, das zuletzt durch Artikel 9 des Gesetzes vom 28. April 2011 (BGBl. I S. 687) geändert worden ist).

SGB XI. *Elftes Buch Sozialgesetzbuch - Soziale Pflegeversicherung* (Artikel 1 des Gesetzes vom 26. Mai 1994, BGBl. I S. 1014), das zuletzt durch Artikel 12 des Gesetzes vom 28. April 2011 (BGBl. I S. 687) geändert worden ist).

Windeler, J., Görres, S., Thomas, S., Kimmel, A., Langner, I., Reif, K. et al. (2008). *Maßnahmen zur Schaffung eines neuen Pflegebedürftigkeitsbegriffs und eines neuen bundesweit einheitlichen und reliablen Begutachtungs-instruments zur Feststellung der Pflegebedürftigkeit nach dem SGB XI: Abschlussbericht Endfassung Hauptphase 2* (Stand Oktober 2008). Essen: MDS. http://www.mds-ev.org/media/pdf/PflAss_Endbericht_Phase2_081202%281%29.pdf [Zugriff am: 24.01.2011]

Wingenfeld, K., Büscher, A. & Gansweid, B. (2008). *Das neue Begutachtungsassessment zur Feststellung von Pflegebedürftigkeit: Abschlussbericht zur Hauptphase 1: Entwicklung eines neuen Begutachtungsinstruments. Studie im Rahmen des Modellprogramms nach § 8 Abs. 3 SGB XI im Auftrag der Spitzenverbände der Pflegekassen* (Überarbeitete, korrigierte Fassung vom 25. März 2008). Bielefeld, Münster: Institut für Pflegewissenschaft an der Universität Bielefeld, Medizinischer Dienst der Krankenversicherung Westfalen-Lippe (MDK WL). http://www.uni-bielefeld.de/gesundhw/ag6/downloads/Abschlussbericht_IPW_MDKWL_25.03.08.pcf [Zugriff am: 18.09.2008]

Wingenfeld, K., Büscher, A. & Schäffer, D. (2007). *Recherche und Analyse von Pflegebedürftigkeitsbegriffen und Einschätzungsinstrumenten: Studie im Rahmen des Modellprogramms nach § 8 Abs. 3 SGB XI im Auftrag der Spitzenverbände der Pflegekassen* (Überarbeitete Fassung vom 23. März 2007). Bielefeld: Institut für Pflegewissenschaft (IPW) an der Universität Bielefeld. http://www.vdak.de/vertragspartner/Pflegeversicherung/Modellprogramm/Projekte/modellprg_projekt_16/ipw-bericht-20070323.pdf [Zugriff am: 18.04.2007]

Tabellenverzeichnis

Abbildungsverzeichnis

Viten

Berendonk, Charlotte

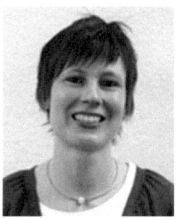

Geb. 1979, staatlich anerkannte Altenpflegerin (2002, Berufsfortbildungswerk bfw, Stuttgart), Diplom-Pflegestudium an der Hochschule Fulda (Diplom-Pflegewirtin (FH) seit Juli 2006).

Derzeitige Tätigkeit: Stipendiatin im Graduiertenkolleg Demenz, Netzwerk Alternsforschung (NAR) der Universität Heidelberg, gefördert von der Robert-Bosch-Stiftung; Titel des Promotionsprojekts: Biografiearbeit bei Menschen mit Demenz in der stationären Langzeitpflege – Subjektive Deutungsmuster der Pflegenden und deren Bedeutung für die Gestaltung der Biografiearbeit

Kontakt: berendonk@nar.uni-heidelberg.de

Ensink, Gabriele

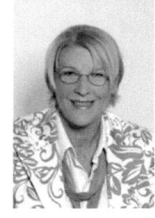

Geb. 1955, Krankenschwester (1977, Krankenpflegeschule des Krankenhauses Salem, Heidelberg), Diplom-Pflegepädagogin (FH) (2005, Ev. Fachhochschule, Ludwigshafen).

Wichtigste berufliche Etappen: 1978-1983 Universitätsklinik Heidelberg, Onkologie, 1983-1985 Babypause, 1985 Lehrerin in der Altenpflege, seit 1989 Lehrerin für Pflegeberufe an einer staatlichen Altenpflegeschule in Baden-Württemberg.

Derzeitige Tätigkeit: seit 2008 Mitarbeiterin in Lehre und Organisation des Studiengangs Höheres Lehramt an berufliche Schulen mit der Fachrichtung Pflegewissenschaft/Gerontologische Pflege

Kontakt: Institut für Gerontologie, Bergheimerstr. 20, 69115 Heidelberg, gabriele.ensink@gero.uni-heidelberg.de

Hoben, Matthias

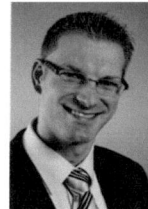

Geb. 1976, Gesundheits- und Krankenpfleger (2001, Kliniken Ludwigsburg-Bietigheim gGmbH), Dipl. Pflegewirt (FH) (2007, Hochschule Esslingen/Neckar), MSc Gesundheits- und Pflegewissenschaft (2010, Martin-Luther-Universität Halle-Witten-berg)

Wichtigste berufliche Etappen: 2001-2003 Tätigkeit in verschiedenen Bereichen der Pflege (Urologie, stationäre und ambulante Altenpflege, chirurgische Intensivpflege, neurologische Frührehabilitation), 2007-2009 Qualitätsmanagement auf Ebene eines überregionalen Trägers stationärer Altenpflege, Project Care GmbH Frankfurt/Main, 2007-2009 wissenschaftlicher Mitarbeiter am Institut für Gerontologie, Ruprecht-Karls-Universität Heidelberg, Projekt: Spielräume und Barrieren für gute Pflege, 2009-2010 wissenschaftlicher Mitarbeiter, Institut für

Gesundheits- und Pflegewissenschaft, Martin-Luther-Universität Halle-Wittenberg, Projekt: Implementierung des Resident Assessment Instrument (RAI)

Derzeitige Tätigkeit: Promotionsstipendiat im Graduiertenkolleg Demenz des Netzwerks AlternsfoRschung (NAR), Ruprecht-Karls-Universität Heidelberg, gefördert von der Robert Bosch Stiftung

Kontakt: Netzwerk AlternsfoRschung (NAR), Bergheimer Str. 20, 69115 Heidelberg; hoben@nar.uni-heidel berg.de

Huber, Michael

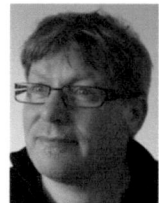

Geb. 1959, Gesundheits- und Krankenpfleger (1984, Gesundheits- und Krankenpflege-schule im Epilepsiezentrum Kork), Weiterbildung zum Lehrer für Pflegeberufe (1989, Schwesternschule der Universität Heidelberg), Diplom Pflegepädagoge FH (2008, Fach-hochschule Ludwigshafen)

Wichtigste berufliche Etappen: 1984-1985 gastoenterologische Station der Uniklinik Heidelberg, 1985-1987 Kardiologische Intensivstation der Uniklinik Heidelberg, 1989-1990 Lehrer an der Krankenpflegeschule des Psychiatrischen Zentrums Nordbaden, 1999-2004 nebenberuf-lich Entwicklung eines Lernprogramms (Schwerpunkt Prüfungsvorbereitung), 1990-2004 Lehrer an der Krankenpflegeschule der Universitätskliniken Heidelberg

Derzeitige Tätigkeit: Lehrer/Dozent an der Akademie für Gesundheitsberufe Heidelberg

Kontakt: Akademie für Gesundheitsberufe Heidelberg, Wieblinger Weg 19, 69123 Heidelberg, michael.huber@med.uni-heidelberg.de

König, Anja

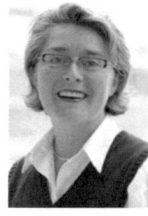

Geb. 1968, Gesundheits- und Krankenpflegerin (1988, Kreiskrankenhaus Ottweiler/Saar), Lehrerin für Pflegeberufe (1998, Schwesternschule Heidelberg), Dipl.-Pflegewirtin (FH) (2008, Hamburger Fern Hochschule)

Wichtigste berufliche Etappen: 1988-1995 Universitätsklinik Heidelberg, 1995-1998 As-sistentenzeit in der Schule und Lehrerweiterbildung, 1998-2005 Schwesternschule Hei-delberg

Derzeitige Tätigkeit: Beratung, Konzeptentwicklung und Öffentlichkeitsarbeit an der Akademie für Gesund-heitsberufe Heidelberg

Kontakt: Akademie für Gesundheitsberufe Heidelberg, Wieblinger Weg 19, 69123 Heidelberg; anja.koenig@med.uni-heidelberg.de

Lebert, Burkhard

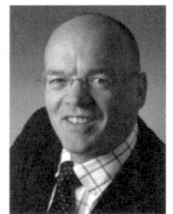

Geb. 1957, Gesundheits- und Krankenpfleger (1984, Krankenpflegeschule am Universitätsklinikum Heidelberg), Stationsleitungskurs (1987, Berufsfortbildungswerk bfw Frankfurt/Main), Lehrer für Pflegeberufe (1993, Schwesternschule der Universität Heidelberg), Dipl. Pflege- und Gesundheitswissenschaftler (2009, Martin-Luther-Universität Halle-Wittenberg)

Wichtigste berufliche Etappen: 1984-1988 Krankenhaus Zehlendorf Querschnittrehabilitationszentrum Berlin, 1988-1990 Klinikum Steglitz, Interdisziplinäre Intensivstation, Berlin, 1990-1994 Krankenpflegeschule am Universitätsklinikum Heidelberg,

Derzeitige Tätigkeit: Leitung der Fachweiterbildung „Pflege des krebskranken, chronisch-kranken Menschen" am Universitätsklinikum Heidelberg

Kontaktadresse: Akademie für Gesundheitsberufe Heidelberg, Wieblinger Weg 19, 69123 Heidelberg lebert@uni-hd.de

Mahler, Cornelia, Dr. sc. hum.

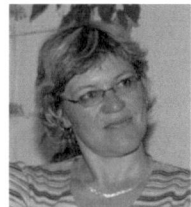

Geb. 1963, Gesundheits- und Krankenpflegerin (1987, Schwesternschule der Universität Heidelberg), Magisterstudium Erziehungswissenschaft, Psychologie, Kinder- und Jugendpsychiatrie (1999, Universität Heidelberg), Promotion zum Dr. sc. hum (2009, Universität Heidelberg).

Wichtigste berufliche Etappen: 1987-2000 Universitätsklinikum Heidelberg (Inneren Medizin, Kardiologische Intensivstation, Notambulanz der Kopfklinik), 2000-2005 Stabsstelle der Pflegedirektion am Universitätsklinikum Heidelberg, Gründungsmitglied und Sprecherin der AG Pflegeforschung

Derzeitige Tätigkeit: Wissenschaftliche Mitarbeiterin in der Abteilung Allgemeinmedizin und Versorgungsforschung, Studiengangskoordinatorin Interprofessionelle Gesundheits-versorgung (B.Sc.)

Kontakt: cornelia.mahler@med.uni-heidelberg.de

Müller, Elke, Dr. phil.

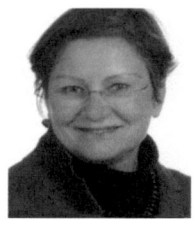

Geb. 1950, Krankenschwester (1973) und Fachkrankenschwester für Anästhesie und Intensivpflege (1976, Allgemeines Krankenhaus Celle), Lehrerin für Krankenpflege – Diplom (1981, Freie Universität Berlin West), Promotion zur Dr. phil. (1980, Universität Bremen)

Wichtige berufliche Etappen: 1973-1977 Krankenschwester/Fachkrankenschwester (Kliniken/Unikliniken in Celle und München), 1982-1987 Lehrerin für Krankenpflege (Schwesternschule der Universität Heidelberg), 1988-1991 wissenschaftliche Mitarbeiterin im For-schungsvorhaben: „Der Pflegeprozess bei Patienten mit der Diagnose ‚apoplektischer Insult' – eine Studie zur Erfassung und Entwicklung ganzheitlich-rehabilitierender Prozesspflege (im Auftrag des BM JFFG)" (Agnes-Karll-Stiftung für Pflegeforschung, Frankfurt/Main), 1993-1998 Wissenschaftliche Mitarbeiterin im Modellversuch „Entwicklung und Erprobung eines Studienganges mit berufspädagogischem Fachrichtungs-profil der Alten- und Kranken-/ Kinderkrankenpflege" (Universität Bremen), 2002-2004 Pflegewissenschaft-lerin im Projekt „Kontinenzberatung in Pflege- und Seniorenheimen (KIPS)" (Bethanien-Krankenhaus Hei-delberg, Geriatrisches Zentrum (gefördert durch die Robert-Bosch-Stiftung Stuttgart)), 2005-007 Pflegewis-senschaftlerin im Projekt „GISAD – Geriatrisch-internistische Station für akuterkrankte Demenzpatienten" (Bethanien-Krankenhaus Heidelberg, Geriatrisches Zentrum (gefördert durch die Otto-Mühlschlägel-Stiftung in der Robert Bosch Stiftung Stuttgart)

Derzeitige Tätigkeit: Projektkoordination im Interventionsprojekt „Der Liverpool Care Pathway for the Dying in Pflegeheimen" (Multiprofessioneller Leitfaden zur Sterbebegleitung) (AGAPLESION BETHA-NIEN-KRANKENHAUS Heidelberg, Geriatrisches Zentrum) sowie Schulung von Pflegefachkräften dersel-ben Einrichtung in der PKMS-kompatiblene Dokumentation.

Kontakt: Am Mantelbach 6, 69221 Dossenheim, elkemueller.pflewiss@t-online.de

Reuschenbach, Bernd, Prof. Dr.

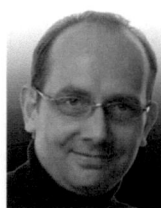

Geb. 1969, Krankenpfleger (1988, Bendorf), Psychologie und Gerontologie-Studium (Universitäten Heidelberg und Bonn), Promotion zum Dr. phil. (2008, Heidelberg).

Derzeitige Tätigkeit: Professor für gerontologische Pflegewissenschaft, Katholische Stiftungsfachhochschule (KSFH) München

Kontakt: bernd.reuschenbach@ksfh.de

Stahl, Rebekka

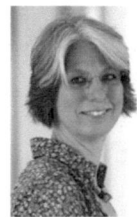

Geb. 1964, Gesundheits- und Krankenpflegerin (1991, Akademie für Gesundheitsberufe, Universitätsklinikum Heidelberg), Praxisanleiterausbildung (1992, Akademie für Gesund-heitsberufe, Universitätsklinikum Heidelberg), Fachweiterbildung für Innere Medizin und Intensivpflege (1997, Akademie für Gesundheitsberufe, Universitätsklinikum Heidelberg), Stationsleitungslehrgang (2000, Akademie für Gesundheitsberufe, Universitätsklinikum Heidelberg) Bachelor of Business Administration (2009, Steinbeis Business Academy, Steinbeis-Hochschule, Berlin)

Wichtigste berufliche Etappen: 1991-1992 Neurologische Klinik, Intensivstation (Universitätsklinikum Hei-delberg) 1992-1998 Medizinische Klinik, Intensivstation (Universitätsklinikum Heidelberg) 1998-1999

Schulassistentin (Akademie für Gesundheitsberufe, Universitätsklinikum Heidelberg) 1999-2003 Intensivstation, Stellvertretende Stationsleitung (Universitätsklinikum Heidelberg, Medizinische Klinik) 2003-2009 Intensivstation, Stationsleitung (Universitätsklinikum Heidelberg, Medizinische Klinik) 2009 Bereichleitung der Pflegedienstleitung (Universitätsklinikum Heidelberg, Kopfklinik)

Derzeitige Tätigkeit: Ressortleitung Patientennahe Servicebereiche (Universitätsklinikum Heidelberg)

Kontakt: Universitätsklinikum Heidelberg, Admin, Im Neuenheimer Feld 674, 69120 Heidelberg, rebekka.stahl@med.uni-heidelberg.de

Zündel, Matthias, Prof. Dr.

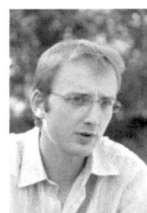

Gesundheits- und Krankenpfleger (1998, Hans Susemihl Krankenhaus, Emden), Praxisbegleiter für Basale Stimulation (2001, Kaiserswerther Seminare), 1. Staatsexamen Lehramt Sek. II, Berufliche Schulen (2005, Universität Hamburg), Promotion (2009, Universität Bremen)

Wichtigste berufliche Etappen: 1998-2002 Albertinenhaus, Klinisch Geriatrische Klinik Hamburg, 2005-2008 Assistent der Akademieleitung, Albertinen Akademie Hamburg, 2006-2009 Institut für Public Health und Pflegeforschung, Bremen

Derzeitige Tätigkeit: Evangelische Hochschule Berlin, Professur für Pflegewissenschaft

Kontakt: Evangelische Hochschule Berlin, Prof. Dr. Matthias Zündel, Teltower Damm 118 – 122, 14167 Berlin, zuendel@eh-berlin.de.